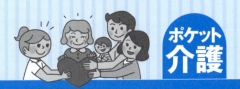

ポケット介護

みんなで支える
終末期のケア

人生の締めくくりをその人らしく

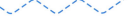

奥野滋子・森谷記代子 編

Team SHIP 著

技術評論社

【ポケット介護】[みんなで支える] 終末期のケア　◆もくじ◆

■ 序章
死に臨んで人は何を望む？ ……………………………………… 8

第1章 終末期が近づいてきたら

1-1 治療から緩和ケアへ ……………………………… 18
終末期までの経過 ………………………………………… 18
緩和ケア≠終末期ケア …………………………………… 24
緩和ケアを行う場所やチーム …………………………… 26

1-2 病状を理解する ……………………………………… 30
現状を知る ………………………………………………… 30
医師の説明をしっかり聞く ……………………………… 32
医師にゆっくり相談できない場合 ……………………… 34
病院に行ったとき確認しておくと役立つ項目 ………… 36

1-3 治療のやめどき ……………………………………… 40
効果がない治療を続けることについて ………………… 40
治療をやめるとき ………………………………………… 44

第2章 療養の方針を決める

2-1 療養生活について相談する ……………………… 50
相談窓口はいろいろある ………………………………… 50
相談を円滑に進めるために準備すること ……………… 54
窓口で相談するときのポイント ………………………… 58

2-2 どこで療養するかを考える ……………………… 60
療養場所を選択する前に ………………………………… 60
自宅で療養する …………………………………………… 62
施設で療養する …………………………………………… 66

病院で療養する ………………………………………… 71
2-3 本人の意思と家族の意向をどうするか …… 76
　　介護や介助が必要な期間は必ず訪れる ………… 76
　　アドバンス・ケア・プランニング ………………… 78
　　医療に関する要望を決めておく …………………… 82
　　自分の生き方や大切にしたいことは何か ……… 84
　　療養生活中に起き得ること ………………………… 87
　　家族と本人の考えが同じとは限らない ………… 93

第3章 自宅での療養や看取りに向けた準備

3-1 介護保険や医療保険のサービスを利用する … 98
　　介護保険のサービスを利用する …………………… 98
　　医療保険のサービスを利用する …………………… 104
　　その他のサービスを利用する ……………………… 107
3-2 自宅環境を整える ………………………………… 108
　　退院後の生活環境を整備する ……………………… 108
3-3 本人、家族の意向を支援者に伝える ……… 114
　　支援者に意思を伝えるタイミング ………………… 114
3-4 さまざまな社会資源を活用する ……………… 116
　　介護のための休暇 …………………………………… 116
　　医療や介護の費用負担を軽くする制度 ………… 119
　　収入を支える制度 …………………………………… 124

第4章 苦しみを和らげるために (薬との上手なつきあい方)

4-1 つらさを和らげる薬 ……………………………… 128
　　緩和ケアで使われることが多い代表的な薬 …… 128
4-2 飲み薬の困りごと ………………………………… 134

| 困った | 薬を飲み忘れてしまう …………………………… 134
| 困った | 時間通りに飲めない ……………………………… 136
| 困った | 薬が飲みにくい／うまく飲めない ……………… 138
| 困った | 薬は水以外で飲んでも大丈夫？ 他の薬や嗜好品との関係は？ … 141

4-3 塗り薬・坐薬などの困りごと 143
| 困った | 坐薬を使ったことがない ………………………… 143
| 困った | 痛み止めの貼り薬は湿布とどう違うの？ ……… 144

4-4 状態に応じた服用 146
| 困った | 自己判断で薬を調整してしまうので心配 ……… 146
医療者に症状をしっかり伝えて薬をうまく使おう …… 148

第5章 苦しみを和らげるために（ケアの工夫）

5-1 暮らしのなかでのケアの工夫 …………… 152
最期まで自分らしく ………………………………… 152
| 困った | 思うように動けない、寝ている時間が長くなった … 154
| 困った | 食べられない ……………………………………… 160
| 困った | トイレまで行けない、トイレに間に合わない … 164
| 困った | 風呂に入れない …………………………………… 167

5-2 終末期にみられる苦しい症状へのケア ……… 172
| 困った | 痛みがある ………………………………………… 172
| 困った | 熱がある、発熱 …………………………………… 179
| 困った | 嘔気・嘔吐 ………………………………………… 181
| 困った | 息苦しい …………………………………………… 184
| 困った | 便秘 ………………………………………………… 187
| 困った | 浮腫 ………………………………………………… 190
| 困った | 急変が不安だ ……………………………………… 193

5-3 メンタルな部分へのケア 195
| 困った | 「自分は末期がん、長く生きられない」と言われたら … 195

困った 終末期で在宅療養中の患者家族に
　　　　　　どう声をかけてよいかわからない ……… 196
　　　困った 死について聞かれたとき ……… 198
　　　困った 「死にたい」と言われた ……… 199

第6章 亡くなるまでに考えておくこと、準備しておくこと

　　意思を伝えてくれる代理者をつくっておく ……… 204
　　後悔したままで人生の幕引きをしてもいいの？ ……… 207
　　死後のことについて話し合っておく ……… 211
　　延命処置をしてほしくないなら ……… 213
　　身寄りのない方の場合について ……… 215

第7章 看取りの実際とグリーフケア

7-1 看取りのケア ……… 222
　　死へのプロセスを知る ……… 222
　　最期の時間を大切にしよう ……… 228

7-2 悲嘆のケア（グリーフケア） ……… 231
　　悲嘆とそのケア ……… 231
　　グリーフへの具体的な支援 ……… 233
　　家族や遺族に寄り添うとは ……… 236
　　スタッフへのグリーフケア ……… 239

■ 終章
　　旅立つあなたと看取るあなたへ ……… 242

［コラム］
- 緩和ケアは、本人や家族を支える応援団で 28
- 在宅療法で相談の多い質問 35
- 今が一番いいとき 48
- 暮らしの保健室 53
- キーパーソン 57
- 同じ病院にずっと入院できない理由 74
- かかりつけ医 103
- 在宅医療と薬局薬剤師 147
- 終末期に点滴は必要なのか 202
- 成年後見人制度と日常生活自立支援事業 218
- 誰かに看取られたいなら、縁をつなぐ努力を 220
- せん妄とお迎え現象 227

［付録］
付録1 相談シート ································· 252
付録2 緩和ケアでよく使用される薬 ················· 256
付録3 亡くなったあとの手続き ···················· 260

あとがき ································· 264
索引 ···································· 268

※ 本書は令和元年（2019年）10月現在の情報をもとに作成しています。本書発行後に法改正や報酬改定、消費税率変更などが行われる場合もあります。あらかじめご了承ください。

序章 死に臨んで人は何を望む？
──命の長らえ方について考えてみる

　みなさんは自分や家族、親しい知人の死や看取りについて考えたことはありますか。あるいは、大切な方を看取った経験はありますか？

● 1日でも「長く生きる」ための治療

　かつての日本では、病院で治療を受け入院療養し、そして最期を迎えるのが普通のことでした。当時は生命を1日でも長らえるための治療が当たり前とされ、検査や治療に付随する苦痛に耐え、先の見えない不安や死への恐怖を抱えながら闘病を続けなければなりませんでした。

●「よりよく生きる」ための治療＋緩和ケア

　今では、緩和ケア（がん・非がん疾患に対応）の普及によって、病気そのものによる身体の苦しみや検査・治療に伴うつらさ、病気によってもたらされる精神的苦痛、社会的苦痛・つらさ（たとえば仕事や経済的な事柄に関する問題）、生きている意味や価値に関する苦しみ（スピリチュアルペイン）を和らげるアプローチが、多職種で構成されるチームによって行われるようになりました。

　緩和ケアは決して終末期患者にのみ提供されるケアではなく、診断されたときから開始され、治療と並行して行われています。治療が困難な場合には、これまで語られることがためらわれていた死の問題・死生観に関しても、積極的に、より具体的に話し合われる機会が増えてきました。

序 死に臨んで人は何を望む？

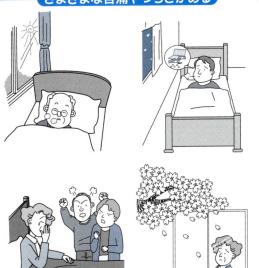

さまざまな苦痛やつらさがある

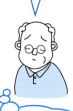

不安だなぁ。
これからどうなっちゃうんだろう？

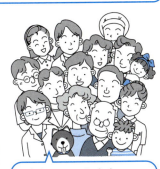

安心して！大丈夫、みんながついているよ！

● 死を見据えた生き方を考える

　厚生労働省の人口動態統計によると、日本人の死因は1981年以降がんが最も多くなっています。がんによる死亡者数も高齢化で増加を続けていて、2016年は37万2986人で1985年の約2倍になりました。

　粒子線を使った放射線治療やロボット支援下内視鏡手術、免疫チェックポイント阻害薬、遺伝子治療など、さまざまながん治療法が新たに開発されて治療効果は上がってきてはいますが、それでも現時点では再発や転移を完全に防ぐことはできないのです。

　私たちは、「すべての人は平等に死ぬ」という真実を再確認しつつ、これからの生き方を考えていかねばなりません。

● 多死時代を迎える日本

　わが国の総人口は、平成30年版高齢社会白書によると、平成29年には1億2,671万人、高齢化率（65歳以上の人口）は27.7％となりました。平均寿命は、男性80.98歳、女性87.14歳（2016年）でした。2025年には65歳以上の高齢者人口が3,677万人で全人口の31.8％となり、団塊世代が75歳を超えるようになります。後期高齢者人口は約2,000万人にも及ぶ見通しで、2030年から40年にかけてわが国は「多死時代」を迎えることになるのです。いわゆる2025年問題です。

　そのときまでに誰もが考えておかなければならないのは、どこで人生の最期を迎えるかということで、「死に場所」「看取りの場所」の確保という問題です。2030年には約160万人の死亡者のうち約47万人の「死に場所」が定まらない、「看取り難民」の大量発生が予測されています[※]。

※国立社会保障・人口問題研究所による日本の将来推計人口より。

そして、2065年頃には総人口は徐々に減少して8800万人程度まで減少し、高齢化率は38.4％に達するという予想もあります。

一方で、高齢者を支える生産年齢人口も激減し、65歳以上の高齢者1人を現役世代1.3人で支える時代へと突入することになります。すでに超高齢国日本は、医療や福祉の現場で超高齢者の治療や療養の場の選択、介護者の不足など、さまざまな課題を抱えています。

どこでどのように生き・生かされ、どこでどのように看取られるのかといった問題は、もはや他人事ではありません。みなさん一人ひとりが、今すぐにでも向き合わなければならない重大な問題なのです。

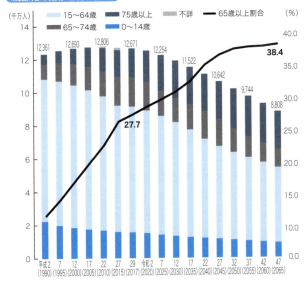

※「平成30年版高齢社会白書」のデータより作成。

● 望ましい死とは

　では、みなさんにとって望ましい死とはどういったものでしょうか。東北大学医学部保健学科緩和ケア看護学分野の宮下光令先生らの研究によると、終末期がん患者の多くが共通して、以下のことを望んでいました。

「身体的・心理的なつらさが和らげられている」
「望んだ場所で過ごす」
「希望や楽しみがある」
「医師や看護師を信頼できる」
「家族や他人の負担にならない」
「家族や友人とよい関係でいる」
「自立している」
「落ち着いた環境で過ごす」
「人として大切にされる」
「人生を全うしたと感じる」
　その他、
「自然なかたちで過ごす」
「先々のことを自分で決められる」
「生きていることに価値を感じられる」
「信仰に支えられている」
といった意見もありました。

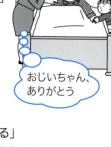

おじいちゃん、ありがとう

● 人生の幕引きは自宅で過ごしたい人が多い

　病気に関わらず、いずれ訪れる人生の終末期をどのように過ごし、どのように人生の幕引きをしたいか、一度家族とともに話し合っておいてはいかがでしょうか。

　たとえば、積極的な治療がないと判断され、もう治る見込みがない病気になったときにみなさんはどこで過ごしたいですか。

平成30年3月の人生の最終段階における医療に関する意識調査報告書※によると、がんや心不全、呼吸不全の末期でも「苦痛がなければ自宅で過ごしたい」、最期を迎える場所の希望も「自宅」と回答した人が非常に多かったのです。

※ 厚生労働省人生の最終段階における医療の普及・啓発の在り方に関する検討会作成。

● 「家」には力がある

　住み慣れた環境で使い慣れたものたちに囲まれ、たくさんの思い出に浸りながら、愛しい人たちとともに気ままにゆったり過ごす時間は、病気や苦痛、死の恐怖さえも生活の一部に変えてしまう力を持っています。

　また仏壇や神棚に向かい、先祖や信仰している神仏などの大いなるものに見守られている感覚も安心を与えてくれるでしょう。これこそ「家」が持つ力だと思います。

　本書では、「自宅」とは戸籍がある住所を指すものではなく、本人にとって最も安心して過ごせる場所としています。人によっては、親戚の家や介護施設などもありうるからです。また、「家族」も同様で、血縁関係だけではなく、本人のことをよく理解し、本人が「血縁の家族同然」の付き合いをしている人を「家族」と呼ぶことにしたいと思います。

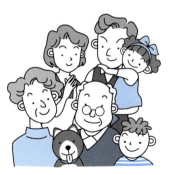

● 在宅療養を中止せざるを得ない場合もある

　在宅での療養から看取りを希望する人が多い一方で、在宅療養が継続できず最期を病院で迎える人も少なくありません。在宅療養中止の要因には、以下のようなものがあります。

> ・患者・家族が自宅看取りに対する明確な希望がない
> 　（経験がないのでどうしたらよいかわからない）
> ・患者の疼痛・呼吸苦などの身体的な問題
> ・うつやせん妄などの精神的問題と対処方法がわからない
> ・家族の不安、抑うつ、負担
> ・仕事などによる主介護者の不在
> ・介護負担、経済的問題

　本書は、自宅で人生の終末期を過ごし、自宅で旅立ちたいと考えている方々およびその方を支援することを目的として書かれています。家族、その他の介護者、介護職員が今、目の前にある問題や困難により適切に対応できれば、最後まで「家」で人生を全うすることができるのではないかと思っています。

● 急変時の延命処置をどうするか

　自宅で自然な看取りをするために、もう1つ考えておいてほしいことがあります。それは心肺蘇生・延命処置をするかどうかということです。DNAR (Do Not Attempt Resucitation) とは、蘇生する見込みがない患者に対し、患者本人あるいはその家族などが「蘇生措置を行わない」という意思表示をすることです。

体調が急変すると、家族や介護者が動揺して、すぐに救急車を呼んでしまうことがよくあります。しかし、救急隊の役目は救命につきます。残念ながら、穏やかに自然な死を迎えることを約束するものではありません。

● **本書で考える「終末期」とは**

「終末期」と聞いて、みなさんはどのような状況をイメージされますか？ 以前は、死亡時点から遡って、「半年以内」「1か月以内」と定義されることがありました。がんのみならず慢性疾患や認知症などにおいても、いかなる治療によっても回復しない時期があって、いずれ死に向かうことは間違いありません。しかし、それぞれの疾患が辿る病気の軌跡が異なるので、最近では「終末期」の定義は曖昧なものになっています。

そこで本書では、「終末期」は臨死期と同義ではなく、「最善の医療の限界を迎え、積極的治療を中止する、もしくは本人が希望せず、病状が徐々に悪化していく時期」と定義します。慢性疾患や急性期疾患治療後で長期療養を経て死に至る過程、急性期治療中の病状悪化期も、すべて広い意味での「終末期」と捉えています。

● **治せなくても支える医療へ**

現代は、「治す医療」から「治せなくとも支える医療」へと変化しています。それとともに療養の場所も「病院」から「家」へ移っています。大切な人が安心して住み慣れた場所で過ごし、穏やかに人生の幕を下ろせるよう、みんなで一緒に考えていきましょう。

第1章

終末期が近づいてきたら

1-1 治療から緩和ケアへ

終末期までの経過

終末期に至るまでの経過は、疾患や個々の状態により異なります。つらい症状やさまざまな苦痛も生じます。

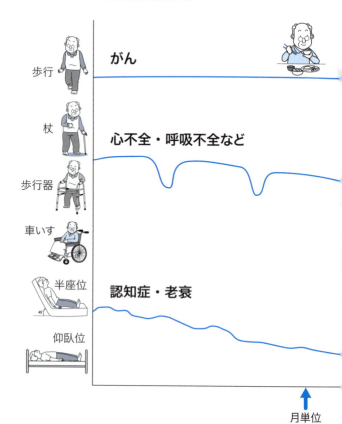

1 終末期が近づいてきたら

終末期症状による簡易予後予測

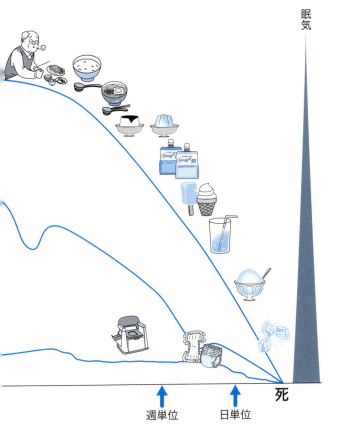

眠気

週単位　日単位　死

終末期に至るまでの経過は病ごとに異なる

● がん ～亡くなる1～2か月前から急速に体調変化

がんの場合、治療効果が得られなくなると、がんの勢いが増し、亡くなる1～2か月前には、急速に体調が悪化します。この時期は痛みや息苦しさなどのつらい症状も現れやすいので、それらの症状の緩和に努めます。

● 臓器不全 ～悪化と軽快を繰り返し比較的急速に最期へ

臓器不全の場合、症状の悪化と軽快を繰り返しながら徐々に身体機能が低下し、比較的急速に最期を迎えます。

症状悪化を繰り返すたびに臓器の障害が進むので、その先に死が訪れる可能性も考えておく必要があります。

● 認知症と老衰 ～機能が低下し緩やかに終末期へ

認知症や老衰では、徐々に仕事や買い物、趣味等の社会的な活動の範囲が狭まります。その後、自力では着替えや食事、入浴や排泄などの日常生活の動作が難しくなります。誤嚥性肺炎や尿路感染症を引き起こし、死に至ることもあります。

終末期にある人を支えるために知っておきたいこと

● 生活の質が下がりやすくなる

終末期に入るとつらい症状が現れはじめ、仕事や学業が続けられない、日課の運動や散歩ができない、身の周りのこと（食事・更衣・入浴・排泄等）に援助が必要など、生活の質を保ちにくい状況が増えてきます。その人らしさが保たれにくい状況にあるといえるでしょう。

● さまざまなつらさ（苦痛）がある

　さらに、不安や悲しみ、いらだちなどの精神症状に加えて、複数のつらさ（全人的苦痛とも言います）が現れることがあります。これらの苦痛は単独で存在することもありますが、多くの場合、互いに影響しあっています。

　終末期にあっても、できる限り生活の質を下げず、その人らしく過ごせるよう、苦痛を和らげることが必要です。

終末期にある人のさまざまな苦痛（全人的苦痛）

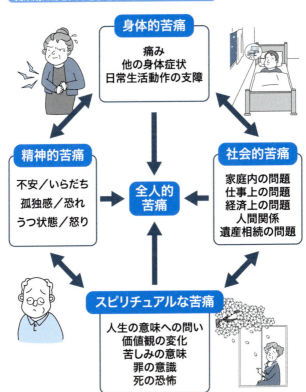

● 思いは揺らぐのが当たり前

　また、本人や家族には、医療的な処置、看取りを視野に入れた暮らし方など、どうするか具体的に決めなければならないことが出てきます。体調が悪化する中で、一度決めた考えが変わることもしばしばあります。たとえば、在宅療養を希望して始めてみたものの「こんなに大変だと思わなかった。入院させてほしい」、入院したものの「本人が帰りたいと言うので、家で看取ります」などです。

　看取りに関わる事柄は、何が起こるのか想像がつきにくいこともあり、一度決めたことが揺らいだり、変化したりするのは当然です。「先日、話し合ったのだから、それがその人の思いだ」「私が聞いた言葉が本心に違いない」などと決めつけず、揺らぐ思いに向き合い、共に考える姿勢が大切です。

廃用症候群

　長期間の安静や過度の安静状態が続いたり、活動性が低下したりすることで生じる二次的な心身機能の障害。筋力低下や筋萎縮（筋肉が痩せる）、関節の拘縮（こわばり）、起立性低血圧、抑うつなど、さまざまな症状が現れます。寝たきりで生じる廃用症候群や褥瘡（床ずれ）は、感染症の遠因となります。

それぞれの看取り 老老介護でも自宅で自分で看取りたい

Aさん(80代後半)は妻(80代前半)との2人暮らし。夫婦は共に働きながら子どもを育て、定年後、娘世帯の住む街に家を取得し、子や孫たちもよく訪ねて来ています。妻は5年前に脳梗塞で倒れ、左片麻痺があります。家事はAさんが行い、入浴はデイサービス利用です。

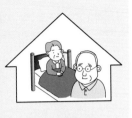

1年前から妻は食べる量が減り、肺炎で入院したあと、寝ていることが多くなり、食事やお茶もむせ込むようになりました。Aさん夫婦は「自然に任せて老衰を見守る」か「胃ろうをつくる」かの選択に迫られました。娘は施設に入所することを勧めましたが、夫婦は、胃ろう※をつくり自宅で介護することに決めました。

※胃に栄養を入れるための穴

胃ろう造設後は、Aさんがおむつ交換、胃ろう注入、吸引、口腔ケアを行い、週2回訪問入浴を利用しました。訪問薬剤師が注入しやすい薬剤に変更したり、注入し忘れを防ぐためにおくすりカレンダーに薬をセットしたりして薬を管理します。訪問看護では、胃ろう管理、肺炎予防、介護指導に加え、Aさんの体調管理も行われました。妻は次第に痰が増えていきましたが、自宅での療養が続けられました。

退院から半年後の明け方、Aさんの妻は亡くなりました。旅立ちの服は鮮やかな緑色のスーツで、口紅は深紅。共働きで定年過ぎても社会に貢献してきたご夫婦でした。その後認知症により変わっていく妻に寄り添い続けた夫は、久しぶりに見た妻のスーツ姿に「お互いよく頑張った人生だったな」とねぎらいの声をかけていました。

緩和ケア≠終末期ケア

「緩和ケア＝終末期ケア」ではありません。今や2人に1人が罹患するがんの例で病状の経過と緩和ケアについて考えてみます。

診断されたときから切れ目のない緩和ケアへ

以前は治療が終わってから緩和ケアを開始するという考え方でしたが、現在では、下図のように、がんと診断されたら並行して緩和ケアを行う考え方に変わってきています。

しかし、いまだに多くの人には「緩和ケア＝終末期ケア」のイメージがあり、緩和ケアと聞くと死や治療方法がなく見捨てられたという思いを抱く人は多いようです。

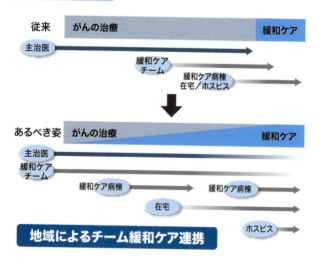

緩和ケアのあるべき姿

本来、緩和ケアはがんの時期や状況に関係なく患者の心身のつらさを和らげ、その人らしく生きることを支えるケアです。入院、在宅、どちらでも受けることができます。

● **在宅ケアへの移行を考えてみる**
　治療・療養する場所は、病院だけではありません。がんの治療も外来で完結する治療方法が増え、入院は必須ではなくなりました。しかし、病状が進むと、入院することが多くなります。また、症状のコントロールがうまくいかない不安も重なり、入院するほうが安心な場合もあります。
　最期の場所はどこが良いかは、本人としっかりと話し合います。自宅や病院だけでなく、高齢者施設なども選択肢ですが、不安なく療養するためには、相談できる場所、困ったときに受診できる医師の存在や、入院施設があるかについても確認が必要です。いろいろな社会資源も利用できるので、ケアマネジャーや各地域の相談窓口で相談してみてください（➡2章）。

● **在宅でもかなりのケアができる**
　在宅ケアでは、検査、内服薬や注射の処方、栄養の管理など、かなり入院に近いケアが可能となっています。医師や看護師、ヘルパーのサービスだけでなく、薬剤指導、リハビリ、栄養指導なども在宅で受けることができます。
　在宅でも安心して療養できる環境をつくることが可能です。「在宅は大変だ」とか「不安だ」と思っている人も多いかもしれませんが、元気なうちに、ケアをする家族と、どこで療養したいか考えておき、準備しましょう。

緩和ケアを行う場所やチーム

緩和ケアが行われている場所や、チームでの取り組みについて紹介します。

🍀 緩和ケアを行う場所

● 緩和ケア病棟、ホスピス病棟

緩和ケアを行う場所として、代表的なものが緩和ケア病棟、ホスピス病棟です。医療内容に大きな違いはありませんが、がんによる苦痛を和らげる治療を行う場所です。再び治療に戻る人もいれば、看取りまで入院する人もいます。

緩和ケア病棟は2018年11月現在、415施設にあります。がん終末期・エイズの方が対象です。がんに対する積極的な治療を行わない施設がほとんどで、心身の苦痛緩和を最優先としています。

家族ケアとして家族室があり、いつでも休息できるように配慮されています。面会時間も制限を設けていない施設が多くあります。在宅緩和ケアを受けている患者家族の肉体的・精神的疲労を軽減することを目的とした短期（レスパイト）入院なども受け入れています。

医療費には健康保険が適用され、厚生労働省から「緩和ケア病棟」として承認を受けた施設の場合、定額となります。

● 高齢者施設

最近では、訪問診療・訪問看護を利用しながら、看取りまで入所可能な高齢者施設も増えてきています（→ P.66）。

● 自宅

医師や訪問看護師・薬剤師・栄養士などが自宅に訪問し

て、患者の苦痛症状を和らげるために薬剤調整、生活環境の調整、家族の支援等を行います。

🍀 緩和ケアチーム

緩和ケアには**多職種からなるチーム**が必要不可欠です。緩和ケアを受ける患者や家族に各々の専門性の視点から関わり、得た情報をチーム全体で共有して、「その人らしさ」を軸に共に考えます。**家族もチームの一員**としてとらえ、共に歩んでいきます。

● 病院にある緩和ケアチーム

都道府県にあるがん診療拠点病院には、すべて緩和ケアチームがあります。拠点病院以外でも緩和ケアチームが存在する施設もあります。これらの場所では、入院・通院治療を通じて緩和ケアを受けることができます。

緩和ケアチームは、医師、看護師、薬剤師、栄養士、心理士、医療ソーシャルワーカー、リハビリスタッフ等で構成されます。積極的治療を行う医療者・スタッフと連携し、治療による心身の苦痛緩和、生活や家族の支援を行います。さまざまな苦痛に対応していますので、がん以外の疾患、たとえば心不全による苦痛も、治療病院の緩和ケアチームに相談しましょう。

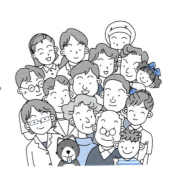

● **在宅の緩和ケアチーム**

在宅緩和ケアでは、病院などの施設と同様に、さまざまなスタッフが関わります。医療職だけでなく、ケアマネジャー、介護福祉士等と連携して、多職種でチームを組みます。

私達のチームでは、最初に患者さん・家族に会ったときに「私達は〇〇さん達の応援団です。一緒に相談しながら歩んで行きましょう！」と安心してもらえるように声をかけています。

Column　緩和ケアは、本人や家族を支える応援団で

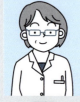

医師
応援団長。状態をみながら治療を進めます

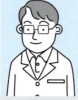

歯科医師
口腔内の治療・ケアを行います

看護師
医療的なケアをしながら、何でも相談に乗ります

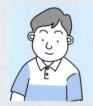

ヘルパー
身の回りのケアを手伝います

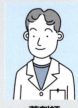

薬剤師
薬の指導、管理を行います

1 終末期が近づいてきたら

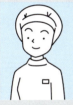
栄養士
食事についてのアドバイスをします

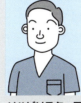
リハビリスタッフ
体を動かし、機能を維持します

ケアマネジャー
介護について相談を受けながらケアプランを考えます

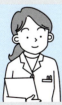
ソーシャルワーカー
医療施設と連携しながら、相談・支援を行います

そのほかにも沢山の職種がバックアップします。

1-2 病状を理解する

現状を知る

　自分や家族の病気についてどのくらい理解していますか？　これからの人生をどのように過ごすかを考えるうえで、病気や体の状態を理解しておくことはとても重要です。

🍀 知っておくべき現在の状況

　病気や老齢、その人の考え方や家族の希望などによって、効果的な治療やケア、可能な医療的選択肢は異なります。良い治療やケアを選択するためには、まず現状を知る必要があります。下記のことを理解しておくとよいでしょう。

> ●理解しておくべき現状
> ① 病名、現在の病状や体調
> ② その時点での標準的な治療
> ③ その治療の有効性や副作用
> ④ 必要な治療費
> ⑤ 今後起きうる症状やそれらに対する対応方法
> ⑥ （つらいかもしれませんが）今後どのくらいの時間が残されているのか

　これらのことを知ると、これからの人生と治療について、より具体的に考えていくことができると思います。

> ●これから、考えていかなければならないこと
> ① これからどのような治療を受けたらよいのか
> ② 治療の「やめどき」をどうするか
> ③ どこで療養するのか
> ④ これからの人生で何を大事にしていくか

　本人、家族と医療者が一緒に考えていくことで、よりよく生きて後悔のない人生の幕引き、看取りへとつなげていけるのではないでしょうか。

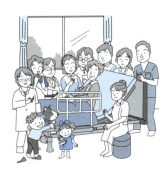

memo　セカンドオピニオン

　よほど医学的知識が豊富でないと、治療方法を一人で決断することは困難です。そんなときにはセカンドオピニオンを利用しましょう。主治医の先生だけでなく、他の専門医の意見を聞いて今後の方針を決めることは、今では普通のことです。遠慮せずに「セカンドオピニオンを受けたい」と相談してみてください。ただし、セカンドオピニオンを受けるときは自費診療になります（健康保険は効きません）。病院によって費用が異なるので、あらかじめ問い合わせておきましょう。

医師の説明をしっかり聞く

　終末期に入ると、たびたび病状が変化するので、医師から説明を受ける機会が増えます。病状や今後の方針等の情報は、療養生活について具体的に考える手がかりとなります。

🍀 悪い知らせもしっかり聞くために

　終末期に伝えられる説明は、病状の悪化や回復の見込みのない予後の見通し等の「悪い知らせ」であることが多く、説明を受けた本人や家族は衝撃を受け、混乱することがあります。加えて、医師から話を聞くことそのものに緊張したり、聞き慣れない医療用語に戸惑ってしまい、説明が全く頭に入ってこない場合もあります。

　医師の説明は、治療や療養生活を方向づける大切な分岐点で行われることが多いので、しっかりと聞き、自分の考えを明確に伝えられるような準備が必要です。

●落ち着いて説明の場に臨む
　多くの人が、「医師を前にすると緊張する」と言います。説明を受ける際は、落ち着いて説明の場に臨みましょう。

●信頼できる人と一緒に聞く
　説明を一緒に聞いてくれそうな人（家族や親しい人、後見人等）がいる場合は、同席をお願いすることをお勧めします。同席者がいると、説明のあとに内容を確認しあうことができます。

●まず、医師の説明を聞く
　医師に尋ねたいことはたくさんあると思いますが、相手

の話も終わらないうちに、次の質問をすると、双方の対話がかみ合わなくなってしまいます。

● わからないときは、遠慮せず質問する

　医療者の話には、一般の人には馴染みのない医療用語が含まれていることが多くあります。たとえば、医療者が「痛み」のことを「疼痛」と言うと、一般の人には「とうつう？何のこと？」となってしまいます。

　説明の中にわからない言葉が含まれていたり、説明そのものがわかりにくいときは、遠慮せずに質問しましょう。また、説明を録音したいときは、先に医師に承諾をとりましょう。

　医師が紙に書きながら病状について説明し、その紙を持たせてくれることも増えています。話だけでは心配な場合、医師に説明内容を書いてもらえるよう頼んでください。

● 時間を調整してもらう

　多くの医師が多忙で、限られた時間の中で説明を行います。重大な話のときは、説明にかける時間を十分に取ってもらえるよう、事前に面談を予約するとよいでしょう。

● 医療・介護ケアチームに同席を依頼する

　しっかりと話を聞くことに不安がある場合、病院の看護師、担当ケアマネジャー、訪問看護師などの医療・介護ケアチームに同席してもらうのもよいでしょう。

医師にゆっくり相談できない場合

医師が忙しくてその場でゆっくり相談することが難しい場合もあります。聞きたいことをうまく伝えるには、どうすればよいでしょうか。

🍀 聞きたいことをきちんと聞くために

●メモを準備

あらかじめ聞きたいことに優先順位をつけ、メモしておいて尋ねるようにします。これで、短い時間でも必要な情報を得ることができます。長文ではなく、ポイントを絞り、箇条書きにしましょう。

【例】
① 病名は？
② どんな治療をするの？
③ 治療後はどうなるの？
④ どんなことに気をつければいいの？

> 納得がいくまで聞く。質問に優先順位をつけてメモする

●再度説明を受ける

また、説明を振り返ってみて、確認したいことやわからないことがあるときは、医師に申し出て、再び説明の機会をつくってもらいます。

質問の内容によっては、医師ではなく、看護師や医療ソーシャルワーカー、事務職員などの他の職員と相談したほうがよい場合もあります。外来の看護師は、診察室で先生との話を聞いているので、あなたが十分理解できたかどうかを注意深く見守ってくれます。腑に落ちないことがあれば、声をかけてみてください。もう一度わかりやすく説明してくれるでしょう。

> **Column** 在宅療法で相談の多い質問
>
> **Q**：現在がんの治療を受けているが、つらい症状が出たときに訪問診療を受けることは可能か？
> **A**：最近では治療を行いながら、つらい症状は緩和ケアを行うダブル主治医制をとる場合や、緩和ケア外来を設けている施設があります。通院できるのに訪問してもらうのは申し訳ないと考え、つらいときに遠方の治療病院に通院している方は少なくありません。主治医、地域連携室の看護師、相談員に相談してみましょう。
>
> **Q**：在宅療養を選択したら最後まで家で過ごさないといけないの？
> **A**：そのようなことはありません。常に患者、家族と相談しながら、入院の希望があれば病院と連携を取り進めます。反対に家での看取りを行うこともできます。
>
> **Q**：介護者が一人なので不安、どうしたらいい？
> **A**：在宅療養では、多職種チームで療養生活を支えます。がんの場合、自分で身の回りのことが行えていると「訪問診療の医師だけ来てくれればいい」と考える方が多くいます。しかし、がんでは症状変化が急激に起こることも多く、訪問診療医（在宅医）が他の患者宅を訪問していると、すぐに駆けつけられない場合があります。その間に本人や家族の不安が増し、症状が強くなることも多々あります。
> 　そんなとき、近くにいる看護師が行って、看て、医師につないでくれれば安心です。看護師には、状態観察だけでなく日々の療養生活についても相談できます。早い段階から訪問看護師に関わってもらうことをお勧めします。

病院に行ったとき確認しておくと役立つ項目

病院に行ったときなどに確認したいこと、申請や準備が必要な事柄を事前にチェックしておきましょう(がんと診断されている場合)。

病院で確認したいこと
―― 病状や準備することチェックシート

①正しい病名……医師から病状説明書をもらっておきます

[　　　　　　　　　　　　　　　　　　　　　　　　　　　]

②現在受けている治療……お薬手帳を利用していますか?

- **使用中の薬剤**
  薬品名(　　　　　　　　　　　　　　　　)
  　　　(　　　　　　　　　　　　　　　　)

- **期待される効果**
  - ☑ 抗がん剤　　　　☑ 痛み止め
  - ☑ 吐き気止め　　　☑ 胃薬
  - ☑ 解熱　　　　　　☑ 便秘薬
  - ☑ 血液サラサラ　　☑ 止血剤
  - ☑ 利尿剤
  - ☑ その他(　　　　　　　　　　　　　)

- **薬の副作用**
  ・症状
  - ☑ 吐き気・嘔吐　　☑ 食欲低下
  - ☑ ふらつき　　　　☑ 便秘
  - ☑ 下痢　　　　　　☑ しびれ
  - ☑ 落ち着かない　　☑ 発熱
  - ☑ 味がわからない　☑ 口が乾く
  - ☑ 気持ちが落ち込む

・対処方法 [　　　　　　　　　　　　　　　　　]

③今受けている治療の効果

治療内容……具体的に
[　　　　　　　　　　　　　　　　　　　　　　]

- ☑ 有効率・生存率：
- ☑ 平均的な治療期間：
- ☑ 継続中止となる条件：

④手術について……手術は必要？　手術は可能？

● **手術ができないと判断された場合、その理由は？**
- ☑ 周囲の臓器への浸潤があり取り切れない
- ☑ 他臓器への転移がある
- ☑ 手術に耐えうる体力がない
- ☑ その他（　　　　　　　　　　　　　　　）

⑤がんができている場所はどこか……具体的に

● 部位：（　　　　　　　　　　　　　　　　　）

● **転移している部位は？**
- ☑ 肺
- ☑ 骨
- ☑ 脳
- ☑ リンパ節
- ☑ 肝臓
- ☑ 腎臓
- ☑ その他（　　　　　　　　　　　　　　　）

⑥今の治療が効かないとき、次の手段はあるか

- ☑ ある
- ☑ ない
- ☑ 治験参加

- **その治療の目的は何か?**
  - ☑ 完治を目的としたもの
  - ☑ 病気を治すことはできないが、病気の進行を遅らせることを目的とするもの
  - ☑ 病気を治すことはできないが、苦しい症状を楽にすることを目的とするもの＝緩和ケア目的

⑥今後の生活について
- **積極的治療が終わったあとのフォローアップは?**
  - ☑ 今かかっている病院
  - ☑ 地域の病院に転院
  - ☑ 地域のクリニックに紹介
  - ☑ 訪問診療医に紹介
  - ☑ その他

⑦自宅で過ごすうえで、注意すること
食事：
入浴：
運動：
排泄：

⑧在宅で受けられる医療・介護サービス
- **介護申請**
  - ☑ 申請済み　　☑ まだ申請していない
  - ☑ 介護度
  - 要支援　1　2　　要介護　1　2　3　4　5

- ☑ 担当　　☑ 地域包括センター（　　　　　）
　　　　　　☑ 介護事業所（　　　　　　　　）
　　　　　　☑ 担当者（　　　　　　　　　　）

- **訪問診療医（在宅医）**
  初回訪問診療日：
  診療機関名：
  医師名：

また、高額医療費に対する限度額申請は済んでいますか？　まだの場合は、医療福祉相談室、地域医療連携室、よろず相談室などで相談できますので、相談してみましょう（⇒P.50）。

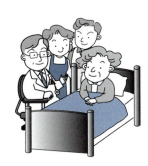

ケアのつぶやき　談話ケアという緩和ケア

在宅緩和ケアを受けることになったおばあちゃん。
「私がこれから受ける治療って、『暖話（だんわ）ケア』だっけ？」
暖話ケア！！　談話しながら、心身ともに暖かくなる「暖和ケア」を目指して頑張りましょう。

1-3 治療のやめどき

効果がない治療を続けることについて

治療をしているという安心感のために効果がない治療を続けることで、かえって体力を消耗し、莫大な治療費によって経済的な負担に苦しむことも少なくありません。

✤ 治療にはやめどきがある

医学の進歩により、完治できる病気が増えています。体の中で起きる免疫系の異常や、がんなど遺伝子変異が原因の病気などについては、検査方法の開発により「早期発見」が可能となりました。治療薬も次々に登場し、実際に非常に有効な治療法が出てきたことは喜ばしい限りです。

問題は、そうした治療薬を「いつまで使うのか」が明確に決められていないことです。

● 余裕のあるうちに医療者に相談を

がん治療の場合、薬の効果が認められなくても、「本人が強く希望すれば死の間際まで治療をすべきだ」という意見もあります。検査データや体調、衰弱が悪化の一途をたどっているにもかかわらず、月額数百万円、ものによっては何千万円にもなる治療をどこまで続けるべきなのか。根拠のない治療法や薬剤をどこまで受け入れるのか。

「新薬」という響きも、積極的治療を終えた人には魅力的です。しかし、新薬がすべての人に適応されるかといえば、そうではありません。

そう考えると、本人や家族は、少なくとも治療の「やめ

どき」や「限界」について、治療の内容や予測できる副作用、効果などについて、きちんと医療者に相談すべきだと思います。

体力的にも経済的にも少し余裕があることが、少しでも長く苦痛なく生きるためには大切です。

> 治療費が高くて、経済的に負担が大きい、貯金も使いはたして、これからの生活どうしよう？

> この薬本当に効いているのかなぁ、なんだか調子悪い。続けたほうがいいのだろうか？

> 「やめどき」も考えなきゃいけないけど、誰に相談したらいいのかな

🍀 本当に大切にしたいものは何かを考える

「治療」には効くか、効かないかの明確な答えしかありません。しかし、人生は治療の効果がなくても続きます。治療のみにこだわってしまうと、莫大な治療費による経済的な問題に加え、家族と一緒に過ごす時間や愛する人に伝えておきたい言葉など、本当に大切にしたいことを見逃してしまうかもしれません。みなさんにとって、一番大切なことは何ですか？ 治療のやめどきについても考えてみてください。

● 高齢に伴う筋力低下にも筋トレは必要？

　治療方法に関わる選択は、薬物による療法に限ったことではありません。

　たとえば、高齢に伴う筋力の低下により動けなくなったとき、一人で動けるようにと筋力アップ目的にリハビリを希望する家族がいますが、高齢に伴う筋力を元の健康な状態に戻すことはできません。

　痛くなく、苦しくないように体を動かせ、他人の力を借りながらでも日常生活を送れるほうがよほど現実的です。

● 飲み込む力が低下した場合の栄養補給はどこまで必要？

　飲み込む力が低下して食事をとることができなくなったときや、食欲がなく数口しか食べられないとき、水分しかのどを通らないときなどに、鼻から胃まで管を通して栄養を入れるのか、胃ろうをつくって栄養補給するのか、中心静脈や末梢血管から栄養補給や水分補給をするのかといった問題についても考えておく必要があります。

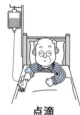
点滴

経鼻経管栄養

胃ろう

● 終末期の点滴や経管栄養

　さまざまな病気の終末期でも、老衰と同様に食べられない、動けないといった症状が生じてきます。

　残された人生の時間が短くなり、回復の見込みがない場

合、どこまでの栄養補給が必要でしょうか。自然なプロセスに従うほうが、苦しみのない穏やかな最期を迎えることができるケースも多いのです。

　必要量以上の点滴や経管栄養は、むくみや痰の分泌を増やし、かえって本人にとってはつらい状況になりうること、栄養補給をしないことが命を縮めるわけではないこと、「何もしない」のではなく自然に任すという医療的選択肢もあることを知っていただきたいと思います。

● 味わう楽しみを持つ

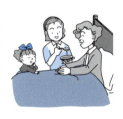

　この時期の食事（口から食べて味わうこと）は、食べ物から栄養を摂取して体をつくり体力を維持するためのものにはなりえません。「味わう」楽しみを持つことによって、日々の生活を豊かにするためと考えたほうがよいでしょう。食べやすく、むせにくくする工夫は必要ですし、常に誤嚥の危険性はありますが、好きな食べ物や食べなれた家庭の味はおいしく口にできるようです。

> **＋Care プラス ケア　食べられなくなっても、食の楽しみ方はある**
>
> 　咽頭がんで全く口から食べられなくなった男性は、お孫さんが美味しそうにケーキを食べているのを見て、「自分も食べたような気になった」と喜んでいました。「直接味わうことはできなくても、見て味わうことはできる」と言って1日3回食事を眺めている女性もいました。「肉が食べたい」と言った食道がんの男性は、肉をよく噛んで、飲み込まずに肉の繊維を吐き出すことで、味わう楽しみを感じていました。

治療をやめるとき

　治療をやめるには、とても勇気が必要です。病状が進み、その人の最期が近くなったとき、がんだけでなく心臓疾患・脳梗塞などの疾患、肺炎などの感染症でも、治療の終わりは必ず訪れます。

❁ 治療の終わりは人によって違う

　治療には、どこまでやらなければならない、どこまでしなければならないという答えはなく、個々に変化し、それぞれ異なります。

● 治癒を目指す治療

　たとえば、がんの治療は日々進歩し、そのときのベストな治療「標準治療」があります。ただし、標準治療は時代と共に変化し、患者の病状や病気の進行度によっても変化します。現在では、遺伝的な変化なども調べながら治療が進みます。

　がんの治療は、まず手術で目に見えるがん細胞を取り除き、抗がん剤を使って目に見えないがん細胞を叩き、治癒を目指します。

● 予後の時間を延ばす治療

　しかし手術ができないほど病気が進行していたり、がんの再発・転移の場合では、がん細胞をどこまで食い止めて予後の時間をどれだけ引き延ばせるか、また、進行を抑えてがんに伴う症状を抑えるかが、がん治療（抗がん剤使用）の目的となります。

やめどきを決めるために正しい情報を

　治療の目的が難しくなったときや本人が体力や気持ちを維持することが難しくなったとき、本人・家族と相談しながら治療のやめどきを決めることになります。

　治療のやめどきは必ず訪れますが、やめどきは個人差が大きくとても悩みます。家族やその周りで支える人たちは、本人にとって、治療のやめどきを決めることが本当に良い選択か、救いになっているかを考えます。

　治療の必要性と病状の両方をよく知っている緩和ケア医や、緩和ケアを理解している看護師など、医療スタッフのアドバイスも参考にするとよいでしょう。

　インターネットや本、雑誌などには、たくさんの情報があふれています。都合のいい情報だけではなく、正しい情報を集めましょう。

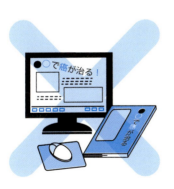

✱ 延命治療をどこまでするかを決めておく

　がんの治療は、一般的に強い治療から始めるので、薬が変わっていくにつれて、治療効果が落ち、治療薬のパワーも落ちて行きます。

　病状の進行とともに体力も落ちます。同じ治療薬を長期間使用しても、薬剤自体の効果は低下する（耐性が出る）ことが一般的です。

　いつまで治療を続けるかの判断は難しいのですが、次のような場合に、勇気を出して本人や親しい人たちと相談することも大切です。

- 普通の生活に近い状態を続けることが難しくなった
- 寝たきりになった
- 食事が思うようにとれなくなった
- 他の人に依存しなければならなくなった
- 効果が期待できる治療薬がなくなった　　など

　また、早い段階で、本人の意思を確認しておきましょう。急に呼吸が止まったときどうするか。救急車を呼ぶ、人工呼吸器をつけて救命するのか、最期は親しい人に囲まれて時間を過ごすのかなどを加えておくことも大切です。

+Care ケア 症状の緩和と治療

　　緩和ケアは、病気が始まった時点から始まりますが、現在の保険制度では、高額な抗がん剤や処置がある場合、緩和ケア病棟に入院することを断られるケースがあります。

　抗がん剤治療では、保険薬価（薬の価格）が月に100万円を超えることも珍しくありません。緩和ケア病棟では、薬の費用は入院費用に含まれるものも多く、病院が赤字になってしまうため、入院を断らざるを得ないこともあります。

　しかし、外来診療や在宅医療などでは、主治医と相談しながら治療を継続できます。現在の制度では、治療と症状の緩和を分けて考えなければなりませんが、それを利用して、治療を専門にする主治医と症状緩和をする主治医の2人の主治医を持つことも可能です。遠慮せずに相談してみましょう。

Column　今が一番いいとき

　がんの場合、病状はある所までは病状がゆっくりと進み、亡くなる数週間前になると急に病状が悪くなっていくことが知られています。その経過の中で、本人や家族が「思うような生活ができる」から「一つひとつ、依存していく」過程があります。

　病状の進行は止めることができません。徐々に体力が落ち、痛みや倦怠感などの症状が出てくることも多く、食事も思うようにとれなくなります。トイレや風呂にも家族などの助けが必要になります。その時々で、できることを一緒に考え、周りの人たちが支え合いながら、本人の思いを一つひとつかなえることも大切です。

　あらかじめ、本人や家族など親しい人たちと、どんなことをしたいか、どこで余生を過ごしたいかを話し合っておくのもよいと思います。

　また、家族は勘違いしがちですが、「親しい人たちと温泉に行って思い出をつくること」が、本人にとっていい時間とは限らないケースもよくあります。

　「一番いいとき」は、病状が安定し本人が判断できて、よい時間を過ごしたい（家で過ごしたい、家族・ペットと過ごしたい、趣味・仕事などをしたい　など）、と思えるときです。この時間は個々で差がありますが、あまり長くないことが多いので、医師などから外泊を勧められたら、早めの対応が必要です。

第2章

療養の方針を決める

2-1 療養生活について相談する

相談窓口はいろいろある

　療養生活について悩んだり、介護が必要となったとき、不安や戸惑いを感じる場面があるかもしれません。医療機関や地域には、そういった悩みや不安に応えてくれる、専門職の存在や相談窓口があります。

🍀 おもに医療に関する相談

● 担当看護師

　多くの医療機関では担当看護制をとっています。入院中の場合、担当看護師は一番身近で、本人の様子を看ている存在でもあります。本人の心身の状態等について「どんなケアや介護が必要か」などを相談できます。

　自分の担当がわからない場合は、病棟の方に声をかけ確認するとよいでしょう。そこから、相談部門など必要な専門家につながっていくことができます。

● 医療福祉相談室

　医療機関により、地域連携室、よろず相談など名称は異なりますが、相談窓口としてほとんどの医療機関に設置されています。

　医療福祉相談室は、退院支援の役割を担っていることも多いため、在宅療養に向けて、病棟や地域の関係者と連携を図りながら、必要な手続きや準備につ

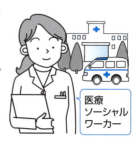

医療ソーシャルワーカー

いての相談に乗ってくれます。たとえば、入院している病院の医療ソーシャルワーカーに相談して、退院に向けて何が必要かを教えてもらうことができます。

医療ソーシャルワーカーだけでなく看護師など多職種で構成されているところや、相談内容ごとに担当を分担しているところもあります。

> ●相談内容の例
> - 病院に通えない
> - 往診してくれる診療所はあるか
> - (がんの) 治療ができなくなったときに入院できる病院はあるか
> - 介護保険で何をしてもらえるのか
> - 介護保険はどうすれば利用できるのか
> - 十分な介護ができるのか心配
> - 家族が介護できない時間がある
> - 体調が不安定なので家で看るのが不安

● がん相談支援センター

がん診療連携拠点病院に設置されている、がんに関する相談窓口です。その病院に通院していなくても利用できます。専門的知識を持つ相談員が配置されているので、がん患者やその家族の場合、在宅での療養生活、緩和ケア病棟の情報等の相談に応じてもらえます。

おもに介護に関する相談

介護保険のサービスを利用するには、ケアマネジャーまたは地域包括支援センターの方に退院後のサービス利用について相談し、介護保険を申請しなければなりません。入院中にケアマネジャーに相談できるとよいでしょう。

● 地域包括支援センター

高齢者の暮らしを地域でサポートするための拠点として、介護や福祉の総合的な相談窓口になります。各センターには、保健師（看護師）、社会福祉士、主任ケアマネジャーが配置されています。

介護保険申請やケアマネジャー紹介などの支援もあります。

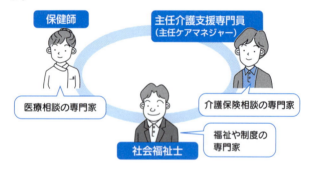

● 居宅介護支援事業所

ケアマネジャーのいる事業所です。介護保険の要介護認定をすでに受けている場合は、直接相談することもできます。

具体的な介護保険サービスの相談や、そこから訪問診療医、訪問看護などにつないでもらえる場合もあります。住んでいる地域の居宅介護支援事業所については、市町村の

介護保険担当課や地域包括支援センターなどで情報を集めましょう。

> **Column　暮らしの保健室**
>
> 　2011年、新宿区で都営団地の一角を利用し、医療や介護、暮らしについて、地域のよろず相談窓口として開設されました。どなたでも無料利用でき、予約なしで訪れることができるようになっています。
>
> 　運営は、NPO法人白十字在宅ボランティアの会が行っています。看護師のほか、ボランティアスタッフによって支えられており、キッチンスペースなどアットホームな環境も特徴のひとつです。こうした活動は、
> 　「介護・福祉の情報提供の場」
> 　「地域とのハブ機能」
> 　「住民発信による健康づくりの集まり」
> 　「健康や介護などへの意識づくり」
> 　などの役割を果たしているようです。
>
> 　次第に全国で同じような取り組みも進み、地域によっては、同じような相談窓口があるところもあります。
> 　既存の相談窓口にたどり着けない方や、「改まった場では話にくい」「まずは話を聞いてもらいたい」といった方は、足を運びやすいこういった身近な相談窓口を活用するとよいでしょう。

相談を円滑に進めるために準備すること

相談を進めるとき、窓口で「上手く話せるだろうか」と心配される方がいます。窓口では、専門職が話を整理しながら聴いてくれますが、事前に「誰が」「何を」「どのように」伝えていくかを整理しておくと伝わりやすくなります。

療養・介護の経緯や現状をまとめておく

相談時は、大まかでよいので、本人に介護が必要となった経過や現在の状態を伝えられるようにしておくとよいでしょう（➡P.252）。

- **病気と病状**
  どういった病気か
  どのような病状か
  かかりつけの医療機関
  主治医
  入院中か通院中か
  医療行為の有無
  入院中の場合は退院の目安
- **日常生活はどのようにしているのか**
  食事・排泄・清潔・移動・認知面など
  日常生活に支障が出る具体的な場面
- **介護にあたる家族の生活状況**
  仕事や育児、他の要介護者の有無
- **自宅の環境**

● 日常生活動作がどの位かわからないときは

　入院している場合は、現在の日常生活での動作や行動がどの程度自立しているか、よくわからないこともあるでしょう。そんな場合は、担当看護師などに聞いてみましょう。

● 一見自立できているようにみえても

　日常生活が一見、自立しているようにみえる方もいます。しかし、そんな方でも疾患によっては介助が必要な場合があります。たとえば、呼吸器疾患の方では、重いものを持つときや入浴など身体に負荷がかかるときに、息切れや疲労感があり介助が必要です。また、がんの方は、病状により倦怠感、疼痛（強い痛み）などに波があるので、体調が悪いときは介助が要ります。

　表立ってみえにくい状況は、見落とされがちです。日常生活に影響が出る具体的な場面も伝えられるよう、現状をまとめておきましょう。

周りの人に協力を仰ぐ

● 医療機関の相談窓口担当者にサポートをお願いする

　相談がスムーズに進むよう、かかりつけ医療機関の相談窓口の担当者に現状を補足してもらい、地域の関係者とうまく連携がはかれるようにサポートをお願いしてもよいでしょう。

　地域の相談窓口では、本人の心身の状態を直接把握しにくいこともあると思います。反対に医療機関側は、地域の相談窓口に比べ自宅環境等の情報がみえにくいものです。そのため、相談時の伝え方・双方での情報共有・連携が大切になってきます。

● **家族などに相談に同行してもらう**

　相談窓口には、本人の病状や現在の様子がわかる方、おもに介護にあたる方が行くことをお勧めします。

　相談に行く人が、療養や介護という初めての経験に戸惑うことも少なくありません。また、大切な人の心身の状態が変化していく中で、家族も理解や判断に混乱を生じることもあるでしょう。高齢の方などはアクセスが難しいかもしれません。そういった場合は、協力してもらえそうな家族などに同行をお願いしましょう。

● **協力者がいない場合**

　協力者がいない場合もあると思います。かかりつけ医療機関の相談窓口の方に相談内容を補足してもらったり、まず、電話することから始めてもよいでしょう。地域包括支援センターやケアマネジャーなど地域の窓口では、必要に応じ自宅まで訪問してくれます。

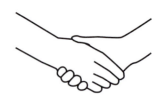

Column キーパーソン

療養や看取りに向けては、さまざまな職種の支援者が関わり、話し合いをしながら療養や介護、看取りの方針を決めていきます。そこで、中心となって話を聞く人物(キーパーソン)を決めておくと、情報が一箇所にまとめられ、把握しやすくなります。また、支援者側も連絡が取りやすくなります。本人や家族・親族間で協議して、誰がキーパーソンとなるかを決めておくとよいでしょう。

キーパーソンは、意志決定や問題解決のカギとなる人物で、相談の窓口でもあります。本人が意思決定できるよう支援したり、意思決定できないときは本人に代わって意思決定を行ったりします。

多くの場合、主介護者がキーパーソンになることと思いますが、老老介護や認認介護などでは主介護者がキーパーソンになれない場合もあります。また、血縁関係になくても本人が信頼を寄せている人が、キーパーソンになる場合もあります。可能なら、普段付き合いのない血縁者ではなく、本人の考えや生活をよく知り、細やかに支援してくれる方をキーパーソンにするのが望ましいでしょう。自分が信頼している人に自分の意思を託す、そのために普段から自分の考えや希望について話し合っておきましょう(→P.78)。

家族がなく、親族も支援が困難な場合は、入院中に病院の医療ソーシャルワーカーの方に身元保証団体や後見人などの相談をしておきましょう。

なお、医療関係者や介護関係者は、キーパーソンに本人に対してのさまざまな判断を仰ぎ、相談しますが、キーパーソンが経済的、法律的な責任を担うという訳ではありません。

窓口で相談するときのポイント

相談に行くときに、心がけておくとよいことがあります。相談が滞りそうな場合には、頼れる存在からのサポートも大切となります。

🍀 相談する際のコツ

● 予約を取って相談に行く

窓口には、ゆっくり相談できるようアポイントを取って相談に行くことをお勧めします。ただ、相談の窓口に一歩踏み出すことにも、勇気がいるものです。

● メモで伝える

窓口では、相談内容を整理しながら伝えると対応がスムーズにいきますが、「退院が迫っている」「予後のことを言われて驚いている」など気持ちに余裕を持てずにいることもあるでしょう。メモなどで伝えたいこと、確認したいことを整理してみるのもひとつの方法です。

● 具体的な要件から入る

うまく相談内容が整理できていない場合は、「介護保険を申請したい」「ベッドを借りたい」「家での看取りを考えたい」など具体的な要求を伝え、そこから徐々に経過を伝えてもよいでしょう。

構えすぎず、まず、窓口に一歩踏み出すことも大切です。窓口が、介護について悩んだり、困ったりしている方の支

えとなり、さまざまな支援につながっていくことと思います。

🍀 相談がなかなか進まないとき

病状などを伝えると、「そんな状態では在宅介護は無理なのでは」と相談側の物差しで判断されてしまうことがあります。

たとえば、老老介護、独居など、介護するうえで障壁になりそうなキーワードがある場合です。相談を受ける側も「大丈夫だろうか」と心配な気持ちになり、相談がなかなか進まないことも多くあります。

● 情報を補足してもらう

ただ、病状によっては、対応を急ぐ必要もあるでしょう。相談がスムーズに進むよう、かかりつけの主治医や看護師、医療ソーシャルワーカーなどに現状をよく聞いて、相談を進めます。医療関係者や地域の関係者など、状況を理解している人に、情報を補足してもらってもよいでしょう。

急ぐ必要がある場合、「病状により時間に限りがある」「在宅介護したい」など、理由や思いをうまく伝えることが非常に大切です。

プラス +Care ケア　メモとファイル

　さまざまな職種の方々との対話や相談した内容などは、日時と内容をメモしておくと、あとで何を話していたかを確認できます。いろいろな書類を渡されるので、ファイルに入れておくと整理しやすくなります。

2-2 どこで療養するかを考える

療養場所を選択する前に

療養場所を考えるときは、選択肢やその特色など情報を集めることから始まります。本人、家族の心身の状態や取り巻く環境によって選択肢が変わることもあります。

● 選択肢はひとつでなくてよい

「抗がん剤治療は、これ以上できないので、今後在宅で過ごすのか、緩和ケア病棟を申し込むのか決めておいてください」と主治医から言われ、「どうしたらよいか」と悩んでいるがん患者の方から、相談を受けることがあります。

本人や家族は、どちらかを選択するよう促され、「今は症状もなく、身の回りのこともできているので、在宅か入院かどちらかには決められない」と真剣に悩みます。

心身の状態により、それぞれ、やりたいこと、大切にしたいことがあります。選択肢は、必ずしもひとつでなくてよいのです。

● 最初の意向通りにならないこともある

実際に関わったケースでは「不安なので最期は入院したい、させたい」という意向でしたが、在宅で最期まで過ごされた事例が沢山あります。一方、自宅で看取ることを考えていたけれど、不安や介護の負担感などから、最後は入院になったケースもあります。このように、はじめに選択した意向通りにならないことは多々あります。

本人に残された時間、心身の状態、介護に当たる方の心身の状態、サポート体制（家族などの協力者の有無、医療

介護のサービス）などが、在宅介護が継続できるか否かに大きく影響しています。

● 選択肢はいくつか考えておく

それぞれに取り巻く環境が異なるため、意向が変わることは決して悪いことではありません。万が一に備え、選択肢をひとつにせず、いくつか考えておくことも大切です。

● サービスを利用する場合は、早めに情報収集と手続きを

在宅の場合では、訪問看護や訪問診療を利用する際、手続きが必要です。

また、入院を選択する場合も、緩和ケア病棟や療養病棟などは、いざというときにすぐ対応しにくいのが一般的です。

事前に必要な申込みは何か、また、住んでいる地域にある医療機関や施設、訪問看護などのサービスと、その特色を相談窓口で情報提供してもらうとよいでしょう。

選択肢を広げることで、安心につながることと思います。

> **＋Care プラスケア　人は自分の人生を締めくくって死んでいく**
>
> どこで生き、どこで死ぬのか。とても難しい問題です。しかし、人はどんな環境にあっても、どこにいても、どんな生き方をしても、最期はきちんと自分の人生を締めくくって死んでいく力を持っているのだと思います。大切なのはどういう選択をしたかではなく、その決定事項に本人の生き方の根底にあるものがきちんと反映できているかどうかではないでしょうか。

自宅で療養する

　自宅で療養することを望んでも、不安や戸惑いを感じることがあります。「自宅で最後まで過ごしたい」という本人や家族の想いを支えるため、さまざまなサポート体制があります。

慣れ親しんだ環境で自分のペースで過ごせる

　自宅のメリットは、慣れ親しんだ環境で、残された時間を家族や知人など身近な方々と一緒に過ごせることです。本人のペースで過ごせるため、精神的負担も少なくすむのではないでしょうか。また、入院や施設入所に比べると費用がかからず、経済的な心配も軽減できます。

● 家族が担う部分が多い

　一方、本人の心身の状態により、日常生活の見守り・介助、医療的なケアなど、サポートする人が必要です。介護保険をはじめとして、在宅介護・医療についてのサービスもありますが、現状は家族が担う部分も多いです。

　介護する側には各々、家庭や社会での役割があります。仕事などとの両立について悩む場面もあるかもしれません。

● 医療サポートが欠かせない

　とりわけ看取りを視野に入れた在宅介護を考える場合には、医療面のサポートは欠かせません。在宅では入院時のようにすぐに医師や看護師に診てもらえる環境とは異なりますが、訪問診療や訪問看護を利用することで、24時間体制で連絡を取ったり、日々の体調を相談したり、必要なケアやアドバイスをもらうことができます。

地域によっては、看護小規模多機能型居宅介護や療養通所介護といった医療的なケアを必要とする方のサービスもありますので参考にするとよいでしょう。

🍀 自宅療養にかかる費用

　自宅でかかる費用としては、以下のものが考えられます。

- 訪問診療、訪問看護、介護保険サービスなどの利用料金
- 薬代

これに加え、状態に応じて

- おむつ代
- 処置などに使用する衛生材料
- 栄養補助食品

などがかかります。

● 訪問診療にかかる費用
　訪問診療にかかる費用を細かくみていくと、次のようになります。

- 在宅診療の基本料金
- 定期訪問時の費用
- 各種加算・管理料
- 処置・検査・注射など
- 介護療養費（ケアマネジャーとの連携）
- 自費（医師や看護師の交通費など）

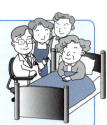

訪問診療の費用の目安（1割負担の場合）

在宅療養の基本料金	月2回訪問した場合 ※ 医療機関の体制、自宅か、有料ホームなどの施設にいるかで負担額が変わる。	1,200円～ 5,400円程度／月
訪問診療費	定期的な訪問をした場合	150～888円×回数
往診料	急な訪問をした場合	720円～より
加算・管理料	在宅療養管理指導料 訪問点滴注射管理料 時間外・深夜加算・実績加算など	【例】点滴や栄養の注入ポンプを利用している場合、在宅酸素など／費用の1～3割
処置・検査・注射など	点滴注射、血液検査、尿検査、心電図、褥瘡や創傷の処置など	費用の1～3割
介護療養費（介護保険）	ケアマネジャーへの情報提供など連携を図ったとき	261円～ 509円程度(月2回まで)
自費（交通費など）	診療所などにより規定があり	

※ 生活の場が有料ホームなど施設の場合や、処方箋交付の有無、病状や管理している医療機器などにより、金額が変わります。

利用回数が多くなり、料金が高額になる心配もありますが、高額療養費（→P.119）で上限額が設定されています（70歳以上で1割負担の場合、18,000円／月が上限）。

- 自宅で月2回の定期訪問を受けた場合
    1割負担：約8,000円／月程度
    3割負担：約25,000円／月程度

● **訪問看護にかかる費用**

訪問看護は介護保険と医療保険とで費用が異なります。

介護保険による訪問看護（指定訪問看護ステーション、1割負担の場合）

	介護予防訪問看護	訪問看護
20分未満	301円	312円
30分未満	449円	469円
30分以上60分未満	790円	819円
90分まで	1,084円	1,122円

※ 医療機器や緊急時、地域により別途加算あり。

医療保険では基本料金として訪問看護基本療養費と訪問看護管理療養費がかかります。

医療保険による訪問看護

訪問看護基本療養費	週3日まで 5,550円／日 週4日以降 6,550円／日
訪問看護管理療養費	月の初日 7,440円／日 2日目以降 3,000円／日

※ 24時間対応体制契約、早朝・夜間訪問などで加算あり。
※ 医療機器（点滴、酸素などの有無）や事業所の条件により金額が変わります。

表の金額の1～3割負担となります。1割負担の場合、週3回訪問看護を利用し、24時間加算がある場合、12,000円／月程度が費用の目安です。

※ 3年ごとに介護報酬改定があり、費用は変動することがあります。

施設で療養する

施設での療養生活を考える場合、施設の種類や特色などを知っておくことが大切です。看取りを視野に入れたときには、医療のサポート体制も重要です。本人の状態に見合った選択につなげましょう。

施設の種類により、かかる費用が異なる

施設と呼ばれるものでも、有料老人ホーム（特定施設）やグループホームなどは「居住系施設」といって在宅扱いになり、介護保険の居宅サービス（➡P.98）を利用します。本人の状態により入所対象となるか、利用したいタイミングで空きがあるかなどの課題もあります。費用負担も大幅に異なるので、P.68の表を参照してください。

● 家族の介護負担が軽減できる

施設を利用するメリットとしては、入所することで、介護などのケアを受けられるため、家族の介護負担が軽減できることです。周りに人がいることで安心感を得られる方もいるでしょう。

● 生活のルールと経済的負担がある

一方、施設における生活上のルールがあるため、本人のペースで過ごしにくい場面もあるかもしれません。また、家族にとっては、施設まで面会に行く時間的な負担、入所による経済的な負担が発生します。

● 介護保険施設で看取りができるところも

介護保険制度で看取り加算が創設されてからは、特別養護老人ホームや特定施設（介護付有料老人ホーム）でも積

極的に看取りに取り組むようになってきました※。

医師との連携や看護師の配置など、施設の種別により医療へのアクセスが異なるため、医療的なケアや処置がどの程度できるかが課題ともなります。

医療職や介護職の人員や看取りに対する経験や実績なども情報として把握しておくとよいでしょう。

※ 看取り加算の条件には、常勤看護師（常駐以外も可）を1名以上配置、施設や病院等の看護職員との連携による24時間の連絡体制を確保、看取り指針を定め、入所の際に本人・家族等に説明し同意を得ること、看取りに関する職員研修を実施していること、などがあります。

介護医療院と在宅ホスピス

介護医療院

介護療養型医療施設の廃止に伴う看取りの場として、平成30年4月より創設されました。日常的な医学管理、看取りなどの「医療機能」と「生活施設」としての機能を提供できる介護保険施設です。開設状況には地域差もあるので、住んでいる地域の情報を確認しましょう（平成31年3月31日時点、東京都1施設、神奈川県2施設など）。

在宅ホスピス

民間型の施設で、住宅型有料ホームやサービス付き高齢者向け住宅の中には、医療に特化し、がん末期の方や、難病など医療依存度の高い方の受け入れをしている施設もあります。費用は施設や地域により異なります。

これらも、看取りの場としてひとつの選択肢になるかもしれません（→P.69）。

看取りの可能な施設

● 介護保険施設（介護保険）

特別養護老人ホーム

対象	要介護3以上。要介護1・2では認知症などのケースで特例入所制度あり
特徴	入浴、排泄、食事等、常時介護が必要で、在宅介護が困難な高齢者に、介護サービスを提供
看取り	△ 施設・本人の状態による
費用	9〜11万／月（従来型）[※1][※2] 12〜13万／月（ユニット型）[※1][※2]

介護老人保健施設

対象	要介護1以上
特徴	在宅生活への復帰に向け、リハビリを中心とする医療ケアと介護を提供
看取り	△ 施設・本人の状態による
費用	8〜12万／月（多床室）[※1][※2] 11.5〜13万／月（ユニット型）[※1][※2]

介護療養型医療施設[※3]

対象	要介護1以上
特徴	治療が終わったあと、長期に療養する高齢者が入所
看取り	○
費用	9〜17万円／月[※2]

※1 他に日常生活費・理美容代などあり。
※2 低所得者向けに食費など軽減制度あり。介護度、介護保険負担割合、部屋のタイプにより料金が異なる。
※3 2017年度末廃止。2023年度までの経過措置あり。

介護医療院

対象	要介護1以上
特徴	長期的な医療と介護の両方が必要な高齢者に日常的な医学管理・看取りなどの医療ケアと生活施設の機能を提供
看取り	○
費用	9～17万円／月[※2]

● 民間施設

介護付き有料老人ホーム

対象	要支援1以上　（自立も対象の混合型あり）
特徴	施設のスタッフより、24時間介護を受けながら生活する。介護保険により「特定施設入居者生活介護」の指定を受けたもの
看取り	△　施設・本人の状態による。看護師の配置が義務付け。常駐時間は施設により異なる
費用	入居金は、0～1億円を超えるものまで幅広い 約15万～30万円／月（地域差あり）

住居型有料老人ホーム

対象	自立～要介護
特徴	生活支援の付いた高齢者向けの賃貸住宅。外部業者との契約で在宅向けサービスを受ける
看取り	△　施設・本人の状態による。訪問診療・訪問看護と契約または医療機関と連携し対応
費用	入居金は、0～1億円を超えるものまで幅広い 約15万～30万円／月（地域差あり）

2 療養の方針を決める

サービス付き高齢者向け住宅

対象	自立～要介護。60歳以上。要支援・要介護認定を受けている60歳未満
特徴	見守りサービスなどがついたバリアフリーの高齢者向け賃貸住宅。介護サービスは外部の業者との契約で、在宅向けサービスを受ける
看取り	△ 施設・本人の状態による。訪問診療・訪問看護と契約、または医療機関と連携し対応
費用	敷金2～3か月を支払うことが一般的 約15万～25万円／月程度

● グループホーム（地域密着型サービス）（介護保険）

対象	要支援2以上 施設がある地域に住民票がある方
特徴	認知症の高齢者が少人数で共同生活を送りながら介護や生活支援サービスを受ける
看取り	△ 施設・本人の状態による 医師や看護師は常駐していない
費用	入居金0～100万円 約15～30万円／月

病院で療養する

　病院には、それぞれ役割があります。病状によっては病院が療養場所として安心できる方もいるでしょう。今かかっている病院、地域にある病院に、どのような役割があるか情報を収集しておきましょう。

希望しても入れないこともある

　現在の医療機関を取り巻く環境のもとでは、長期入院が難しい背景があります。最期を迎えたい場所として、病院を選択肢に入れたいと希望しても、医療機関の機能によっては、それが難しいこともあるでしょう（高度な医療を担う大学病院、専門病院、急性期の病院など）。

● 介護負担が減り、医療も受けられる

　病院に入院することのメリットは、施設と同様、介護負担の軽減が図れることと、医師や看護師がいる環境なので、医療的な処置やケアがある方にとっては安心感につながることが挙げられます。

● 生活のルールがある。別の病院になることも

　一方、入院生活の中で、生活の流れ、面会時間など一定のルールがあります（緩和ケア病棟の場合は、面会時間、食事など制約が少ない場合もあります）。

　看取りや療養を目的とした入院の場合、これまでかかってきた病院とは別の病院に入院することもあるでしょう。初めて対面する医師、看護師などと信頼関係を築きながら療養していかなければなりません。

療養病棟や緩和ケア病棟を探す

看取りを考える場合、おもな選択肢は療養病棟（医療療養型と介護療養型あり）や緩和ケア病棟を持つ医療機関が考えられます。住んでいる地域にこれらの医療機関があるかどうか、情報を集めておくとよいでしょう。病院の医療福祉相談室、地域の医療相談窓口、地域包括支援センターなどへの相談をお勧めします。

申込み方法やタイミングなどは、病院により異なるので、確認しておくことが大切です。

病院はあくまでも医療機関なので、全身状態が落ち着いていて、生活の場で過ごせるような場合は、在宅介護や施設を勧められるかもしれません。

● 療養病棟などが地域に少ない場合

地域によっては療養病棟・緩和ケア病棟といった種別の医療機関が少ない場合もあります。そういった地域では、一般病棟のある中小規模の病院や、地域包括ケア病棟のある病院が、在宅医療の後方支援をしていることがあります。かかりつけの医師や病院の医療ソーシャルワーカー、地域包括支援センターなどから情報を得つつ相談することお勧めします。

memo 入院時の費用について

入院時の費用は、高額療養費の制度の中で年齢や所得等により上限額が設けられています（→ P.119）。食事代や、療養病棟の場合は居住費が発生することもあります。その他、差額ベッド代、パジャマなどのリース代は医療機関ごとに異なりますので、病院に確認しましょう。

自宅より病院や施設のほうがいい場合もある

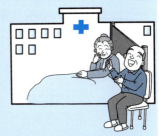

　Bさんは80代の女性で肺がん末期です。認知症があります。80代の夫と二人暮らしなので、おもに介護を担うのは夫です。夫も軽度の認知症。近くに娘が住んでいます。

　Bさんが一人で何とかトイレや食事をできているうちは、娘の通い介護と訪問サービスで対応できていました。痛みはあるのですが、痛みの詳細についてはBさんも夫も忘れてしまい、薬剤でのコントロールは困難です。しかし、認知症のため、Bさんは痛みがあったこと自体も忘れてしまうので、生活は穏やかなものでした。

　しかし、次第にBさんは動けなくなり、反応が鈍くなってきました。夫はBさんを叱り、夫自身にも疲労が出てきました。結局、Bさんは脱水で起き上がれなくなって、入院しました。

　入院後、夫は毎日面会のために病院へ通いました。その結果、夫の生活リズムは再建され、夫の体調や精神状態も安定してきました。二人が病室でゆったりとした昼の時間を過ごす、そんな日々が2か月ほど続きました。Bさんは寝ている時間がさらに長くなり、ある日夫の面会中に永眠しました。

Column 同じ病院にずっと入院できない理由

●平均在院日数や入院重症患者数の制約がある

長期入院がしにくい背景のひとつとして、急性期治療を担う医療機関（一般病棟）では、7対1という看護基準の体制をとっていることが多いため、平均在院日数の制約や入院重症患者数の基準があることが挙げられます。

そのため、治療※を積極的に行っていない状態で長く入院すると、同じ医療でも診療報酬が引き下げられ、医療機関の経営が厳しくなるという問題が生じるのです。

※「治療」という言葉のとらえ方に、医療者と本人・家族との差異があります。家族は「食べられないので点滴をしている」などの例は、まだ治療中ととらえるので、「なぜ入院継続できないのか」という疑問が生じることも多いのです。

●資源をうまく活用し、良質な医療を提供するために

今、医療費適正計画のもと、病院の機能分化、在院日数の短縮、在宅医療の推進などの施策が実施されています。医療機関は「高度な専門医療を行う病院」「日常的によく見られる疾患の治療を行う病院・診療所」といったように、それぞれが役割を分担し、地域全体で連携しながら患者や家族を支えるしくみづくりを目指しています。

病院機能や医師・看護師の人材など、限られた資源を効率的、効果的に活用し、病状に見合った適切な医療の提供が求められています。それが結果として「質の良い医療の提供」へとつながるからです。

たとえば、救急救命の病院に急性期の治療を終えた人が入院していて、次に救急車で来る人を受け入れられなかった場合、その病院の役割は発揮できません。そこで、限られた資源を本当に必要な人が活用できるように、入院時から退院を見据えた相談を始め、急性期の治療を終えたら退院となることが多いのです。

また、2012年度の診療報酬改定で、がん患者を対象と

した緩和ケア病棟も入院期間によって入院料が下がるようになりました。緩和ケア病棟には「入院したら最期まで」というイメージが強くありますが、症状コントロールが必要な人の一時的な入院や状況により退院支援も行うなど、受け入れ方にも改正以降、変化がみられます。

● 病院から地域へ「つなぐ」

病院は医療を提供する場所であって、介護するところではありません。良い医療を受けるためにも、病院の経営が破綻して地域の病床数が減少することは避けなければなりません。長く入院することが難しい状況に対して、住み慣れた地域でその人らしい生活を最期まで過ごせるよう「地域包括ケアシステム」の確立が目指されています。医療と介護施設、在宅サービスなどとの相互連携の強化がうたわれ、看取りの場も在宅にシフトする動きが推進されています。地域連携がとても重要になっているのです。

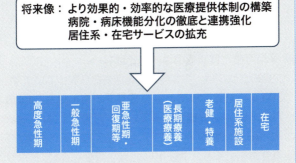

本人の意思と家族の意向をどうするか

介護や介助が必要な期間は必ず訪れる

　日本人の平均寿命はどんどん延び、「人生100年時代目前」と言われています。しかし、命尽きるまで自分で身の回りのことができる人はどのくらいいるのでしょう？　寿命が来る直前まで、自分で考え、行動し、自律した生活を送るためには、健康寿命を延ばす努力が必要です。

● テレビで見るような最期は迎えられるのか

　みなさんは、どのように自分の最期をイメージしていますか？　よく聞くのが、自分が横たわっているベッドの周りを家族や親族、友人などに囲まれ、みんなに感謝の言葉を伝えたあとに、カクッと頭を垂れて旅立つというもの。あるいは、一人陽だまりの中でウトウトしているうちに静かに息を引き取るという希望もあるようです。まるでテレビの1シーンのようなドラマチックな最期ですね。しかし、本当にそのような最期を迎えられるのでしょうか。

● 平均寿命と健康寿命は一緒ではない

　次頁のグラフは、平均寿命と健康寿命を表しています。
　2016年で見てみると、女性の平均寿命は87.14歳、健康寿命は74.79歳となっています。男性では、平均寿命80.98歳、健康寿命は72.14歳です。平均寿命から健康寿命を引くと、女性12.34年、男性8.84年となり、この期間は日常生活に何らかの制限があり、誰かの介護や介助が必要です。「身体能力だけでなく判断能力も低下し、自立した生活が難しい期間」とも言えるでしょう。人

によっては認知機能が低下したり、寝たきりとなる時間でもあります。

　もちろんこの差がゼロなら、死の直前まで自立した生活を送っていたことになり、「ポックリ死ぬ」ことになります。今後ますます平均寿命が延びることは予想されており、いかに平均寿命近くまで健康寿命を延ばすかに関心が集まっています。しかし、なかなかイメージ通りにはいかないものです。

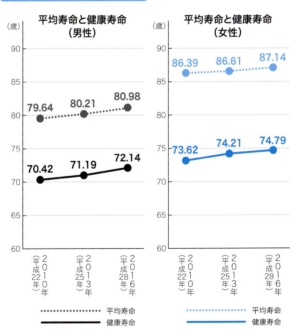

平均寿命と健康寿命には差がある

※「第11回健康日本21（第二次）推進専門委員会資料2018」より作成

アドバンス・ケア・プランニング（ACP）

今後の治療・療養について、あらかじめ自発的に患者・家族と医療従事者が話し合うことを「ACP（アドバンス・ケア・プランニング）」と言います。

🍀 人生の最終段階の前に

自らが望む人生の最終段階における医療・ケアについて、前もって考え、医療・ケアチーム等と繰り返し話し合い共有する取組みを「アドバンス・ケア・プランニング（ACP）」と呼びます。本人の同意を得て話し合いの結果を記述し、定期的に見直し、ケアに関わる人々が本人の意向に基づいて支援できるようにするための大切な取組みです。

● 死に向かっての意向は、書面でも伝えておきたい

以前から事前指示書や遺言書、エンディングノートを書くことが大切だと知られています。特におひとりさまや介護する家族がいない老老家庭では、他人に迷惑をかけずに生きて、自分自身の人生を終えたいと考え、こうした書類を作成している人がいます。

「どう生きて、どのように死ぬのか」「自分は何を大切にしているのか」などは自分にしかわからないことであり、言葉だけでなく書面で伝えておく必要があります。

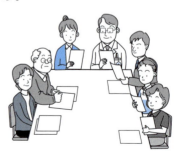

🍀 具体的に今後のことを話し合っておく

　こうした意向書は、一人で効力が成り立つものではなく、自分の意思を引き継いでくれる相手が必要です。血縁でなくてもよいので、自分が信頼している人に自分の意思を託すために、より具体的に今後のことを話し合っておかなければなりません。

　アドバンス・ケア・プランニングでは、患者本人の気がかりや意向、価値観や目標、病状や予後の理解、治療や療養に関する意向や選好、提供体制などについて話し合っていきます。

※ より詳しいことを知りたい方は、厚生労働省のホームページから「これからの治療・ケアに関する話し合い―アドバンス・ケア・プランニング」のパンフレットがダウンロードできます。
https://www.mhlw.go.jp/stf/seisakunitsuite/bunya/kenkou_iryou/iryou/saisyu_iryou/index.html

　最近では、各市町村が作成した「終活ノート」「エンディングノート」「私の来し方行く末ノート」といった自分の意向を記載できる冊子を配布しているところもあります。お近くの市町村窓口でお問い合わせください。

memo　ACPの愛称「人生会議」

　厚生労働省はACPの愛称を公募し、「人生会議」と決まりました。選定理由は「意味が明確な単語の組み合わせにより、日常会話への浸透が期待できる」「家族等、信頼できる人たちと輪を囲んで話し合うイメージがわく」とのこと。11月30日（いい看取り・看取られ）を人生会議の日とし、人生の最終段階における医療・ケアについて考える日と決まりました。是非、大切な人と話し合ってみてください。

一人で死ぬことになっても、毎日妻の仏壇に手を合わせたい

84歳のCさんは2か月前に愛妻に旅立たれ、一人暮らしです。自身も肺がんと肺気腫を患っており、治療を受けています。肺の機能が低下し、呼吸がだんだん苦しくなってきて、ほとんどベッドで横になって過ごすようになりました。会話中にもときおり息が切れます。

そんな状態でしたが、ある日Cさんは一人で死ぬことも覚悟のうえで、自宅への退院を希望したのです。もちろん、医療者は最初一人で生活するのは無理ではないかと思いました。

しかし、退院したい理由が「妻の仏壇に手を合わせたい」という強い思いからであったことを聞き、医療・福祉・介護職が在宅チームを組んで、彼の希望をかなえようと何度も話し合いを重ねました。

そして訪問診療、訪問看護、訪問薬剤師、訪問介護、ケアマネジャー、団地の友人の協力のもと退院が実現しました。本人と一緒に退院前に話し合い、お互いにいくつかの大切なことを確認しました。

▼Cさんと確認したこと

- ☑ 延命治療は一切しない
- ☑ 家で最期まで過ごしたい、入院はしたくない
- ☑ 自宅で急に倒れてそのまま最期を迎えても構わない
- ☑ 苦痛を和らげる治療はしてほしい、医療用麻薬もOK
- ☑ 一人で外出はしない
- ☑ 苦しくなったらすぐに訪問看護ステーションに連絡(ベッドのそばに電話を置いておく)
- ☑ 食事は弁当の配食サービスを利用(安否確認)
- ☑ 仏壇のろうそく・線香は火を使わない電池式のものを利用(コンロはIHに変更)

- ☑ 一人でいるときに急に倒れて亡くなる危険もあること、誰かが訪問して初めて倒れているところを発見することもありうることを了解したうえで、万が一反応がなかったときには鍵を開けて室内に入れるようにする。具体的には、「鍵ボックス」内にドアの鍵を入れ、関係者間でのみ、「鍵ボックス」の保管場所と暗証番号がわかるようにしておく
- ☑ 成年後見人の契約
- ☑ 公正証書の作成

 ある日、訪問看護師が訪室し、呼び鈴を鳴らしましたが何の反応もありません。鍵ボックス内の鍵を使用し家の中に入ったところ、浴室前で倒れているCさんを見つけました。体は温かかったのですが、意識はなく、呼吸は停止していました。浴室の中を見ると、洗いかけの下着があり、おそらく洗濯中に呼吸が苦しくなり、浴室を出て静かに酸素を吸いながら横になっていたのでしょう。残念ながらそのまま亡くなってしまったのではないかと思われました。

 すぐに関係スタッフが集まってくれました。仏壇から奥様の遺影をお借りし、彼の腕に抱いてもらって、みんなでお別れをしました。

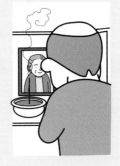

医療に関する要望を決めておく

　人生の最終期間を迎える前に、自分なりの最期までの生活について、考えてほしいことがあります。医療に関すること、自分の生き方や大切にしたいこと、実際の生活に関することの3つです。医療から見ていきましょう。

自分の意思を伝えられなくなったときどうするか

　人は、だれでも命に関わる大きな病気やケガなどをする可能性があり、実際に命の危険が迫った状態では、「約70％の人が自分の考えや意思を伝えられない」と言われます。

　2014年厚生労働省「人生の最終段階における医療に関する意識調査」では「あらかじめ自分の治療やケアについての希望を書面に記載しておくことについて賛成　70％」「人生の最終段階の治療やケアについて家族と詳しく話し合ったことがある　3％」「実際に自分の治療やケアについての希望を書面に記載した　3％」という結果でした。

　今後のことについて記しておきたいと思っても、実際に実行している人は少ないといえます。あらかじめ自分の考えや意思を大切な人と話し合っておくことはとても大切です。万が一のときにあなたの意思が治療方法や治療中止、看取りのあり方に反映できるのではないでしょうか。

治療に関して考えておきたいこと
――終末期の医療に関する意向チェックシート

病名や余命の告知についてはどうしたいですか？

- ☑ 病名も余命も知りたくない
- ☑ 病名は知りたいが、余命は知りたくない

- [x] 病名も余命も告知してほしい

回復できない病状になったときはどうしたいですか?

- [x] できるだけ家にいたい、家で最期を迎えたい
- [x] 病院に入院したい
- [x] 施設に入りたい
- [x] 家族・親戚に決めてほしい

治療について

- 病状の回復が見込めないとき、いかなる場合でも最期までできる限りの治療をしてほしい

↓希望する治療をチェックしてください

- [x] 心臓マッサージ
- [x] 気管切開
- [x] 人工呼吸器の装着
- [x] 昇圧剤投与(血圧を上げる薬)
- [x] 強心剤投与
- [x] 輸血
- [x] 透析
- [x] 高カロリー輸液
- [x] 胃ろうからの栄養剤注入
- [x] 経鼻経管栄養
- [x] 点滴(静脈注射が難しいときは持続皮下注射でもよい)
- [x] 抗生剤
- [x] 抗がん剤

- 延命治療より、苦痛を和らげる治療を希望する
  - [x] 医療用麻薬による症状緩和
  - [x] 点滴の減量または中止による症状緩和

- 重い脳障害・著しい認知機能低下があり、回復する見込みがない場合
  - [x] 延命治療を希望する
  - [x] 延命治療は希望しない

- 昏睡状態で今後意識が回復する見込みがない場合
  - [x] 延命治療を希望する
  - [x] 延命治療は希望しない

2 療養の方針を決める

自分の生き方や大切にしたいことは何か

今までの人生で、これだけは他の人が何と言おうが曲げられない大切なこと、信念は何ですか？

意識がなくなって判断できなくなっても、大切にしてきたことを最期まで守り続けることはできます。あなたの生き方や大切にしていることを他の人にきちんと伝えておきましょう。

楽で安全な方法でなくても、自分の望むやり方で

Dさんは末期の心不全の90歳代男性です。すぐに息が苦しくなり、両足がパンパンにむくんで歩くのも大変になってしまい、高齢の妻の介護では自宅療養が困難なため、入院していました。

初夏のある日、本人が退院を強く希望しました。予後2か月と医師から告げられていた妻と娘は、それならばできる限り家で過ごさせてあげたいと同意し、在宅療養が始まりました。退院直後は息切れ、浮腫（むくみ）が強く、室内を歩くことも困難で、ほとんどベッドで寝たきりの状態でした。本人が切望していた半年後の孫の結婚式への列席は難しいとみんなが思っていました。

在宅チームは苦痛症状をいち早く緩和できるように薬剤調整や在宅酸素の導入などを行い、訪問看護師は日常生活の質の向上と家族の介護負担軽減に努めました。療養環境が整うとともに在宅緩和ケアも功を奏し、徐々に自分で身の回りのことができるようになってきて、驚くことに短時間なら近所を散歩できるまで体力が回復したのです。念願だった孫の結婚式にも無事に出席し、家族そろって新年を

迎えることもできました。

しかし、Dさんの体力は年越し後から徐々に低下し、日常生活上でも自分でできないことがどんどん増えていきました。ベッドから5メートル先のトイレに行くことも難しくなりました。呼吸苦を和らげる薬を飲み、吸入酸素量を増やしても、肩で呼吸をしているような状態でした。

やがて腹筋にも力が入らず力むこともできなくなり、便秘や尿閉（尿が出なくなる状態）も起こすようになりました。おなかが張り、おしっこしたい感じがするのになかなか尿が出ず、何回もトイレに通うようになりました。トイレに行くたびに呼吸の苦しさが襲ってきます。仕方なく、一時的に管を入れて尿を出したところとても楽になったので、Dさん・家族と今後もトイレに自力で通うのか、あるいは膀胱に管を留置して自然に流れ出るようにするのかなどを話し合いました。

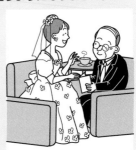

医療者は、尿閉による腹部の張り感や鈍痛は非常に苦しい症状であり、トイレ歩行中に突然倒れて亡くなる可能性もあるので、膀胱留置カテーテル（管）を入れて身体の負担を軽減してみてはどうかと提案しました。

Dさんはしばらく考え、

「管は、入れたくない。たとえトイレに行く途中に倒れ、そのまま死んでも構わない」

と訴えました。このときのDさんは認知能力の低下もなく、自分の意思をしっかり伝えることができていました。沈黙ののち、同席していた娘がこう話しました。

「父の状況を考えると管を置いておくのがいいのはわか

ります。しかし父が拒否するのなら、最善の策ではありません。大切なのは父自身がその方法をどう思うかです。いくら私たちにとって安全で安心な方法で、父にとって楽になる方法でも、父が望まなければ意味がありません。これまで自分のことはすべて自分でしてきた父にとって、最期まで自力でトイレに行くことが大事なのでしょう。それが父の尊厳を守ることのように思えるのです」

　その言葉を聞いて、私たちはハッとしました。今まで本人にとって良いと思われる医療やケアの提供が最善と考えていましたが、「本人の気持ちこそが第一」なのだと再確認したのです。本人の意志を理解し支援してくれる人の存在はとても大きいと思いました。

　その後Dさんは少しずつ衰弱し、意識がぼんやりしてそのまま亡くなりました。最後まで管を入れずにおむつで対応しましたが、いつもの優しい表情で旅立たれました。父娘は、人生で大切にしていることや自分らしい生き方について、普段からいつも話し合っていたのでしょう。父親の意思を見事に完遂させたケースでした。

療養生活中に起き得ること

在宅療養を始める前に、知っておいてもらいたい急激な症状変化と家族への負担について説明します。

🍀 急激な症状の変化がある

本人が、落ちついている状態を長く保つことができればいいのですが、残念ながら、状況は刻々と変化しているので、痛み、呼吸困難感、嘔気嘔吐、不眠、不安、倦怠感などの複数の症状が同時に出てくることがあります。

昨日まで食べていたのに今朝から全く食べられなくなったり、普段穏やかな人が突然暴言を吐いたり、時には手を挙げることもあります。昼と夜が逆転し、一晩中騒いで朝が来ると眠ってしまうということもあります。どうにかトイレに行っていた人が数時間後に立ち上がれなくなるなど、症状が時間単位で変化することも珍しくはないのです。

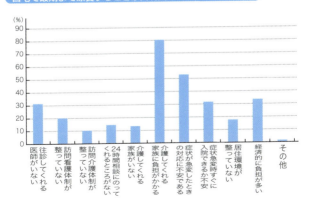

自宅で最期まで療養することが実現困難な理由（複数回答）

※「平成24年版 高齢社会白書」より

症状の変化が、在宅療養を阻む要因の一つになることは、厚生労働省が行った調査にも表れています。

介護家族への負担が増して、協働が崩れる

他には、80％の人が「介護してくれる家族に負担がかかる」と回答しています。「症状急変時、すぐに入院できるか不安」も半数以上の人が感じています。システムも在宅療養を阻む要因となり、「往診してくれる医師がいない」「訪問看護や介護体制が整っていない」なども挙げられます。

介護者が持つ力も在宅療養では大きな柱となります。介護力が低下するとどんなことが起きるか、前もって知っておくことも大切です。

要介護者が介護疲れなどで体調不良や病気になると、必要最低限の介護もできない状況、つまり介護不全をきたします。そうすると急速に脱水や褥瘡、関節拘縮などが進行し、介護者が抱える介護量がさらに増加して、介護者の身体的、精神的疲労の増加はほかの家族にも影響を及ぼし、家族関係の緊張をもたらします。

家族の協働システムがうまく働かなくなると、やがては燃え尽き症候群、家庭崩壊、要介護者への虐待や放置、そして介護を受けている患者自身の病状悪化や死亡につながってしまうのです。

共倒れにならないためにできること

　患者・介護者が共倒れにならないために何が必要でしょうか。介護を始めるときに、介護者がすぐに直面する問題に注目してみましょう。

> ●**介護者がすぐに直面する問題の例**
> ① 食事の形態はどうする？　誰が用意する？
> ② 薬の投与経路や剤形はどうする？
> 　　薬を本人以外で誰が管理・投与できる？
> ③ 家の中の環境は？　清潔に整理整頓されている？
> ④ 排泄はどうする？　入浴はどうする？
> ⑤ 補助器具が必要な場合、それはどのようなもの？
> ⑥ 緊急時に入院する？　しない？　自宅で看取る？
> ⑦ 誰が本人の意思決定の代理権を持っているの？
> ⑧ 本人・家族の希望をかなえるために必要な職種は何？

　このように、多くのことを考えておく必要があります。そのため、医療と介護の両面から多くの職種に参加してもらい、応援団として関わってもらうことが重要です。

　川崎市立井田病院の宮森医師らは、在宅における介護力をみるためのスコア（指標）を開発しました。湘南中央病院在宅診療部では、訪問診療開始前にこのスコアを用い、家庭の介護力をあらかじめ理解することで、よりスムーズな在宅療養への移行を心がけようと試みました。しかし、どうもこのスコアと実際の介護力に差が出てしまい、事前準備がうまくいかなかったのです。

　これは、地域によって生活様式、年齢層が異なり、介護を担当する人や介護者の人数も違うためでした。そこで、地域の特性に合わせたスコアリングが必要なのではないか

と考え、地域の特性を踏まえたスコアリングを開発しましたので、その一部をご紹介いたしましょう。

🍀 在宅療養時のチェック事項

　次頁に在宅療養を考えるときにあらかじめ確認してもらいたい項目を示しますので、一緒にチェックしてください。当てはまる項目が多いときは、事前の準備がとても大切です。

　これらの質問項目に「はい」という項目が多ければ多いほど、すぐに在宅療養を始めてしまうと、家族がギブアップする可能性が高くなります。事前準備をしっかり行い、家族の負担を減らし、医療職・介護職・福祉職が協働して患者家族を支えるしくみを構築しておく必要があります。

memo　限界家族

　介護者がいて療養できる環境があるなどの条件を満たしてはいるものの、病状の変化や環境・介護などが悪化することで、家族としての社会生活の維持が困難となり、崩壊する可能性がある家族を「限界家族」といいます。

　たとえば、老老介護、認認介護などでは、介護崩壊をきたすリスクが高くなります。がんの場合、はじめは患者が自分で身の回りのことができるのですが、介護者が一人の場合、病状が進行すると介護負担は相当なものになり、介護者の健康も脅かすことになってしまいます。

在宅療養を考えるときに確認しておきたいこと

- ☑ 主介護者は誰ですか？ 75歳以上の方、もしくは未成年の方はいますか？
- ☑ 主介護者の健康状態はどうですか？ 認知機能低下はありますか？
- ☑ 他のご家族は病弱ですか？ 介護を必要としますか？
- ☑ 介護者の方は仕事と介護を両立していますか？
- ☑ 介護を交代できる人はいませんか？
- ☑ 公的年金収入以外には収入がないですか？
- ☑ 本人が自宅に戻ったときに専用の居室は用意できないですか？
- ☑ エレベーターなしの集合住宅にお住まいですか？
- ☑ 胃ろうや中心静脈ポートがありますか？
- ☑ 排便には介助が必要ですか？
- ☑ 服の着替えに介助は必要ですか？
- ☑ 屋内の移動時に、介助または見守りが必要ですか？
- ☑ 入浴時は介助または見守りが必要ですか？
- ☑ 本人に認知機能障害がありますか？
- ☑ 暴言・暴力・徘徊・不潔行為、ケアの拒否などの問題行動はありますか？
- ☑ 褥瘡処置や酸素吸入、人工呼吸器装着、人工肛門、尿管皮膚ろう、気管切開など特別な医療行為はありますか？
- ☑ 介護者が介護意欲をなくしていますか？
- ☑ 患者自身が自宅に帰ることを望んでおらず、闘病に対する意欲の低下を認めていませんか？

● **いきなり在宅療養に入ると危険な例**

　次のご夫婦の場合、いきなり退院して在宅療養に移ることは危険です。在宅スコアのほとんどの項目が「はい」になってしまっています。こうしたケースでは、事前に十分話し合い、必要なサービスを導入する必要があります。本人だけでなく、夫の状態にも注意が必要です。在宅療養では、安心な生活を支援する多職種チームが重要なのです。

- 介護対象者：77歳、女性。大腸がん（人工肛門造設、骨浸潤で腰～下肢痛あり、下肢のむくみ著しい、肺転移あり。動くと息苦しい、脳転移あり）
- 主介護者：夫（83歳）。糖尿病と高血圧で通院中、最近物忘れを自覚している
- 他の家族：娘（50歳）。アメリカ在住
- 介護者、本人ともに年金暮らし
- 親戚は鹿児島におり、老齢のため現在はほとんど行き来していない
- エレベータがない団地の4階に住んでいる
- 中心静脈ポート、胃ろうなし
- 排便には介助が必要で、現在はリハビリパンツを使用。人工肛門のパックも必要
- 服の着替えは一人ではできない
- 屋内の移動は介助を要する
- 入浴は介助を要する
- 脳転移のため頭重感あり。ボーっとしていることが多い
- 気に入らないことがあると大声で叫ぶ
- 仙骨部に表皮剥離(はくり)あり、保護フィルムを貼っている
- 夫は自宅で看取ってあげたいと思っている
- 本人が家で最期を迎えることを希望しているかは不明

家族と本人の考えが同じとは限らない

もう一つお伝えしておかねばならないことがあります。それは、すべての家族が本人と同じ考えであるとは限らないということです。

● たとえ本人の意思と家族の意向が違っても

本人はもう何も治療はしたくないと考えていても、家族ができる限りの治療を望む場合があります。本人が自宅に戻って残された日々を生き、可能なら家で死にたいと考えても、家族は介護者の負担を考えて病院や施設での生活と看取りを望むこともあります。

逆に家族は家で看取りたいのに、本人が病院や施設にいたいという場合もあります。どういう答えにも正解もなければ間違いもないのです。

● 一緒に悩み、考えること

生きて、死んでいくことには、さまざまな人が関わります。すべての人が同じ考えとは限りません。自分の意見ばかりを押し通すのではなく、「本人の願いをどうしたら可能にできるのか」、本人と介護者の双方にとって「最善とは何か」について、医療チームも一緒に悩み、考えていきたいと思っています。応援団はすぐそばにいます。思い切って声をかけてください。

「どうしても自宅で最期を」という強い意思で

　病気の治癒や、進行を遅らせ病院でしかできない症状緩和等のために、急性期病院を拠点にしている方はたくさんいます。しかし、病状が進みこれ以上の治療継続は難しいと診断されると、終末期を視野に入れた形で、どこで療養するかを考えなければなりません。

　病状が進むと、通院や外来での待ち時間がつらくなってくるので、訪問診療医を決めて在宅療養に切り替えたり、緩和ケア病棟や療養病棟に入院することがあります。

　療養場所は、簡単には決まらないことが多く、本人が自宅での看取りを希望しても、世話をする人手がなく諦めることもあります。緩和ケア病棟に入りたくても経済的に難しい場合もあります。自宅での看取りを希望かなえた患者さんの事例を紹介します。

　Eさんは80代の男性で、同年代の奥様と二人暮らしです。数年前に口腔がんを発症し、手術後、抗がん剤治療を受けていましたが、リンパ節転移が増大し治療の継続が難しくなりました。Eさんは主治医と相談し、抗がん剤治療を中止し、緩和医療を選びました。通院も難しくなり、介護保険申請や訪問診療・訪問看護の導入、看取りの場としての緩和ケア病棟の申し込みが提案されました。

　妻は80代の自分が介護することに不安があり、緩和ケア病棟の申し込みに積極的でしたが、Eさんの表情は硬く険しく見えました。Eさんは、がんの影響で口がうまく開けず、脳梗塞によりほとんどしゃべることもできなかったので、私はその表情が気になりました。
「気になるところや、わからないところはないですか？」と尋ねると、Eさんは「ない」と首を振って答えました。

　数日後、「伝えたいことがある」とEさんが奥様と一緒に

来られました。Eさんは紙をかばんから取り出し、私に見せました。そこには、訪問診療を依頼する予定の医師の名前が書かれていて、そこから矢印が伸びて「家」、さらに矢印が「自然死」「在宅死」の文字につながっていました。文字を読んで驚く私に、奥様はため息をつきながらおっしゃいました。「そうしたいんですって」

　私は、この先、がんからの出血や痰が増える可能性もあるので、80代の奥様だけでは在宅看取りは難しいと考えていました。そんな私の思いを察するかのように、奥様は笑顔で話されました。「大変だとは思います。だけど、言い出したら聞かない人だから、なんとかやってみます」

　この日から約2週間後に、Eさんは自宅で永眠されました。最後の数日はせん妄を起こし目が離せなかったそうですが、亡くなる数日前は姉も泊まり込み、奥様と二人でEさんを看取ったとのこと。ご夫婦の話し合いと長年の絆が「在宅看取り」という希望をかなえたのだと思っています。

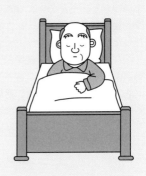

家族の思いには応えたいけれど……

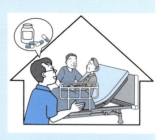

Ｆさんは化学療法もさんざん頑張って、もう疲れていました。「命が短いのはわかっているし、人生心残りはありません」と話します。しかし、夫と息子は、「なんとか助けたい。諦めたくない」と自費診療のクリニックへ通院し、民間療法のサプリメントを大量にもらってきます。
「高いものだから飲まないといけないんだろうけど」と、Ｆさんにはサプリメントを飲むこと自体が苦痛になっています。Ｆさんは家族の思いに応えたい気持ちと、自身の中に明確になってくる命の短さの狭間にいました。

主治医はＦさんの意思を尊重し、夫にＦさんの気持ちを代弁し、伝えました。ようやく夫は妻の気持ちを理解しました。しかし、息子は頭ではわかっても自身の気持ちが追いつかず、葛藤の中にいました。仕事をしながら週２回顔を見に来る息子には、Ｆさんの余命の短さが実感できなかったようです。

段々と病状が進行し週単位でＦさんの様子が変化し始めると、息子も積極的に介護をするようになり、Ｆさんの意向を汲み取る努力をしていきました。最後は家族で力を合わせ、自宅でＦさんを看取りました。

第3章

自宅での療養や看取りに向けた準備

3-1 介護保険や医療保険のサービスを利用する

介護保険のサービスを利用する

　自宅での療養生活や看取りの介護を行ううえでは、介護保険のしくみと利用できるサービスを把握しておく必要があります。まず、介護保険制度を把握しましょう。

❀ 介護保険を利用するには

　介護保険を利用するには、居宅介護支援事業所のケアマネジャーまたは地域包括支援センターを通じて市区町村へ申請します。65歳以上の方が申請でき、日常生活で支援や介護が必要な要支援・要介護の認定を受けた場合にサービスを利用できます。40歳以上65歳未満の方も、加齢との関係が認められる病気（特定疾病※）であれば申請できます。

※特定疾病
①末期がん　②関節リウマチ　③筋萎縮性側索硬化症　④後縦靱帯骨化症　⑤骨折を伴う骨粗鬆症　⑥初老期における認知症　⑦進行性核上性麻痺・大脳皮質基底核変性症／パーキンソン病　⑧脊髄小脳変性症　⑨脊柱管狭窄症　⑩早老症　⑪多系統萎縮症　⑫糖尿病性神経障害・腎症・網膜症　⑬脳血管疾患（外傷性を除く）　⑭閉塞性動脈硬化症　⑮慢性閉塞性肺疾患　⑯両側の膝関節／両側の股関節に著しい変形を伴う変形性関節症

介護保険のリーフレット

市区町村では介護保険を理解してもらうためのリーフレット（案内）を作成しているので、お近くの市区町村からリーフレットを入手して読んでおくことをお勧めします。

● 認定までの期間と認定前にサービスを利用する場合

　介護保険の認定が出るまでには、申請してからおよそ1か月〜1か月半くらいかかります。そのため、入院中に申請しても退院するまでに認定結果が出ていない場合があります。しかし介護保険では、申請日に遡ってサービスを利用できるので、退院日に認定が出ていなくても大丈夫です。その場合、介護保険の等級は出ていませんので、ケアマネジャーと相談しながらサービス利用計画を立てることが必要です。なお、介護保険の等級に応じた各サービスの利用制約もあります。ケアマネジャーに確認してください。

● 介護保険の契約

　要介護度に応じて契約先が異なります。

要支援1・2　⇒　地域包括支援センター
要介護1〜5　⇒　居宅介護支援事業所のケアマネジャー

介護度と区分支給限度基準額

　介護保険には介護が必要な度合いを示す要介護度があり、要介護度に応じて利用できるサービスの量（区分支給限度基準額）が設定されています。

要介護度と区分支給限度基準額 ※

要支援1	5,032円
要支援2	10,531円
要介護1	16,765円
要介護2	19,705円
要介護3	27,048円
要介護4	30,938円
要介護5	36,217円

※ 介護保険では、地域により人件費に差があり、この地域差を介護報酬に反映するために「単位」制を採用しています。1単位の単価は基本10円ですが、住んでいる地域やサービスによって異なります。本書では例として、1単位＝10円、1割負担の金額を掲載しています。

費用の例

要介護度2、訪問看護＋ヘルパーが毎日排泄介助と清拭＋介護用ベッドなどをレンタルする場合

- **ヘルパー**（週4回：1回1時間　身体介助）
  1回395円（月16回6,320円）
- **訪問看護**（週3回：1回1時間）
  1回819円（月12回9,828円）
- **福祉用具レンタル**（月合計：2,075円）
  介護用ベッド：1,000円／月　柵：25円／月
  介助バー：200円／月
  褥瘡予防マットレス：600円／月
  サイドテーブル：250円／月

合計：18,223円

この例は要介護2なので、限度額を超えずにサービスを利用できますが、要介護1の場合は限度額を超えます。限度額を超えた分は全額自費となりますので、ケアマネジャーと相談して介護度に応じた利用を検討しましょう。

介護保険の利用者負担

介護保険には、個々の収入に応じて1割から3割までの費用負担があります。負担割合は、介護保険の認定を受けると送られてくる介護保険負担割合証に記載されています。

利用者負担の判定

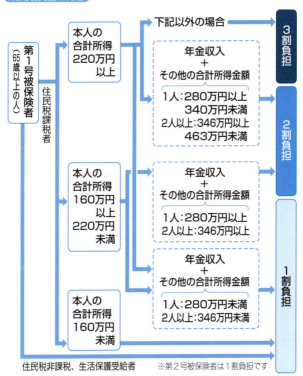

※合計所得金額は、収入から公的年金控除などの控除額を引いたあとの金額です。

厚生労働省資料をもとに作成

介護保険サービスの種類

- ●訪問系サービス
  訪問介護(ヘルパー)
  訪問看護
  訪問リハビリテーション
  訪問入浴
  居宅療養管理指導※

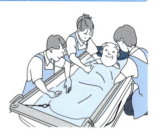

※ 在宅で療養していて通院が困難な方に医師や歯科医師、薬剤師などが家庭訪問し、療養上の管理や指導、助言を行うサービスです。またケアマネジャーに対して必要な情報提供も行ってくれます。

- ●通所系サービス
  通所介護(デイサービス)
  通所リハビリテーション(デイケア)

- ●宿泊系サービス
  短期入所生活介護(ショートステイ)
  短期入所療養介護

- ●その他(→P.109)
  福祉用具貸与(レンタル)
  福祉用具購入
  住宅改修

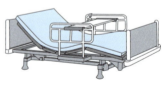

　サービスを利用しながら介護しても、段々と家族の疲労は蓄積します。また、家族の体調不良やイベントもあるでしょう。そんなときは、ショートステイなどを利用して、家族が休息を取ることも大切です。介護を安定して継続で

きることが、家族と本人のメリットにつながります。

> **Column　かかりつけ医**
>
> 　かかりつけ医とは、日頃から患者の健康状態、嗜好、体質、生活環境や家族のことなどを把握してくれていて、気軽に相談できる頼りになる医師のことです。
>
> 　必要なときは専門の医療機関を紹介してくれます。基本的には自宅や職場から近くて通いやすい、診療所やクリニックの医師がよいでしょう。
>
> 　かかりつけ医を選ぶ際には、
> 「患者の話をよく聞いてくれる」
> 「症状や治療についてわかりやすい言葉で説明してくれる」
> 「質問や疑問にきちんと答えてくれる」
> 「気軽に話せる」
> 「なんとなく気が合う」
> と感じられる医師がよいと思います。
>
> 　今まで医療機関には縁がなかったという方は、健康診断を受けに行ってみてください。自分に合っている、心が通じ合い親身になって話を聞いてくれると感じられる医師なら、その人をかかりつけ医にすればよいでしょう。
>
> 　かかりつけ医は私たちを健康に導いてくれる案内人でもあるのです。病気になってからではなく、前もってかかりつけ医を持っておくと大きな安心につながります。
>
> （医療法人長谷川会湘南ホスピタル　木原明子院長との対話から）

医療保険が優先する疾患

　がんの末期や指定難病などは、訪問看護と訪問リハビリは介護保険ではなく医療保険が優先となり、医療保険でサービスを受けることとなります。

医療保険のサービスを利用する

医療保険のサービスは、医療保険に加入しているすべての被保険者が利用できますが、医師が「医療保険を利用したサービスが必要である」と判断した場合にのみ、サービスを受けられます。

医療保険の費用負担

年齢に応じた割合（1割～3割）の費用負担があります。

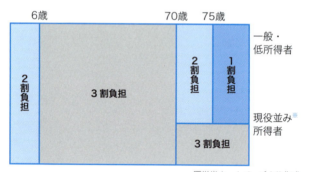

厚労省ホームページより作成

※ 現役並み所得者は、世帯内に課税所得145万円以上の方がいる世帯。被用者保険加入者の場合は、標準報酬月額28万円以上。

医療保険のサービス種類と利用例

● 訪問診療

「座っていることができなくなり通院できない」など、通院が困難な場合に、定期的に医師が訪問して、診療、検査、薬の処方を行います。点滴等の医療処置や死亡診断も行います。

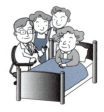

● 訪問薬剤管理

　薬剤師が定期的に自宅に出向いて服薬の管理を行います。薬が飲みにくいときに飲みやすい形状に変更したり、薬を一包化（同時に飲む薬を一袋にいれる）したりして、薬の扱いがわかりやすくなるよう工夫します。薬を取りに行けない場合は、自宅まで薬を届け、説明もしてくれます。

● 訪問看護

　看護師が訪問して、進行する症状や低下する体力に合わせた身体のケアを行います。健康状態の良し悪しがわからず、このまま様子をみていてよいのかわからないときは、主治医へ報告し、指示を仰ぎます。電話や訪問による24時間緊急対応を行っているところもあります。

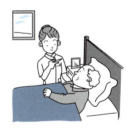

● 訪問リハビリ

　理学療法士などが訪問し、理学療法等の機能訓練を行います。適切な手すりや車いすはどれかなど、住環境や福祉用具に関するアドバイスや、「腰に負担のかからない介助方法」など介助方法の指導も行います。「臥床している時間が長くなり、筋力が落ちて動けないのでは？」「身体を動かせばもう少し元気が出るのでは？」等の場合には、廃用症候群の予防や生きがい支援についてもアドバイスします。

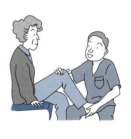

- 訪問マッサージ

あん摩マッサージ指圧師が訪問し、「身体が硬くなってきて介護するのが大変になった」「身体をマッサージして痛みやだるさを和らげて欲しい」等の場合に、マッサージを行い、緊張をほぐします。

- 訪問歯科

歯科医師等が訪問し、歯の治療だけでなく、「入れ歯が合わなくなった」「飲み込みが悪い」等の場合に、入れ歯や口の状態のチェック、嚥下機能の評価などを行います。

指定難病と障害者自立支援（障害福祉サービス）

指定難病

市区町村の保健所で相談します。地区担当の保健師に相談できます。家族会（同じ病気を抱えた家族同士の集まりの場）などの情報もあります。

障害者自立支援（障害福祉サービス）

身体障害など障害者手帳の認定を受けている方、指定難病の方は、介護保険と障害者自立支援のサービスを併用できます。ケアマネジャーに相談して障害者自立支援の申請をします。

注意：介護保険は申請日に遡って利用できますが、障害者自立支援は申請結果が出てからでないとサービスを利用できません。
また、障害者自立支援の利用については、介護保険のサービスが優先されます。両制度に同様のサービスがある場合、介護保険で足りない部分を障害者自立支援で補います。介護保険にない障害者自立支援のサービスは利用可能です。

その他のサービスを利用する

　介護保険や医療保険のサービス以外にも、行政や民間によってさまざまなサービスが提供されています。どのようなサービスがあるか知っておきましょう。

🍀 保険外サービス

● 市区町村の福祉サービス

　市区町村では独自の福祉サービスを提供しています。

[例] ふれあいゴミ収集、給食サービス、寝具乾燥消毒サービス、緊急通報サービス

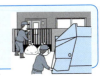

　終末期を独居で過ごされている方にとっては、日常生活の支援と同時に、安否確認の役割も担っている場合があります。

　サービスの内容や利用条件は、市区町村により異なります。市区町村で利用できるサービスはホームページやリーフレットが作成されているので、確認をお勧めします。

● 民間のサービス

　民間でも、いろいろなサービスが行われています。

[例] 宅配弁当、訪問理美容、介護タクシー

　保険外サービスの利用に関しては、ケアマネジャーにまず相談してください。

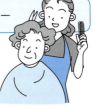

3-2 自宅環境を整える

退院後の生活環境を整備する

自宅で療養生活を送る場合、自宅の環境を整えることが先決です。自宅環境を整えないと、療養生活は厳しい状況となり、介護する側も適切に介護できません。

❋ 次の状況に備えて自宅環境を整備

まず、退院後の生活をどのように送りたいか考えることが大切です。入院中に病院の関係者やケアマネジャーに相談しましょう。

退院後の生活は「本人の好みと安全性」「介護のしやすさ」「同居家族の生活」「車いすの出入り」「サービス提供者等が家に入ること」等を念頭に入れて考えましょう。キーパーソンだけでなく、同居家族が一緒に考えるとさらに良いでしょう。本人の意向を家族がどう受け止め、家族みんながそれぞれの生活をイメージする機会にもなります。

● **自宅環境整備の流れ**
① 病院の関係者やケアマネジャーに相談する
② 入院中に自宅に来てもらう
③ 自宅で協議し、自宅環境整備の計画をつくってもらう
④ 本人や関係者に計画を確認する
⑤ 必要な福祉用具(介護用ベッドなど)を入院中に計画を基に搬入する

「まだ寝たきりではないのに介護ベッド?」と思うかもしれませんが、介護ベッドは介護する人のための道具でも

あります。また、起き上がりや立ち上がりの支援をしてくれる道具でもあります。

終末期は疾患にもよりますが、段階的に、またはあるときから急速に病状が悪化してきます。病状悪化に対応できるよう、「次の段階にどのようなものが必要になってくるか」を相談しながら、環境を整えていきましょう。

福祉用具を使う

福祉用具には、レンタルできる品目と購入する品目があります。

● レンタル品目

> 介護用ベッド、マットレス、車いす、手すり、歩行器、四点杖　など

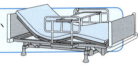

● 購入品目

> ポータブルトイレ、尿瓶、シャワーチェアーなど
> ※ 入浴や排泄などの身体に直接触れる品目はレンタルでは扱えません。

● 介護保険外品目

入浴すべり止めマット、1点杖、吸引器などは、介護保険では利用できません。自費扱いとなります。

入院中に福祉用具の業者のカタログを見ておくことをお勧めします。

🌼 福祉用具をレンタルするときの注意

● かかる費用

　介護保険を利用して福祉用具をレンタルする場合、本人の介護保険負担割合（1割～3割）に応じた費用負担分で利用できます。

● 軽度者の福祉用具制限

　終末期といっても、困難ながらも、介護を受けずに自分で何とか身の回りのことができている方も多くいます。そのような方は病状が重くても介護度は軽くなる傾向があります。しかし、「浮腫が出てきて布団からの立ち上がりが辛い」「呼吸が苦しくて上体を高くしないと眠れない」など、症状により福祉用具が必要となります。要支援1・2、要介護1の方は、下記の品目はレンタルできません。

> ● 軽度者がレンタルできない品目
>
> 車いす、車いす付属品、特殊寝台（介護用ベッド）、特殊寝台付属品、床ずれ防止用具
> 自動排泄処理装置※
>
> ※ レンタルは要介護4・5の方のみ

● 軽度者の方でも福祉用具をレンタルする方法

　軽度者レンタルの申請においてのガイドラインがありますが、基本的には医師の意見に基づき、医師が必要と判断すれば市区町村に申請して許可を得る方法を取ります。ケアマネジャーに相談してください。

　福祉用具を扱う業者では、軽度者用に自費でのレンタル品目を扱っています。費用は業者によって違いますので、ケアマネジャーに確認しましょう。

福祉用具を購入するときの注意

　指定事業者から福祉用具を購入した場合は、支給限度額の範囲で、負担割合に応じた給付が受けられます。支給限度額は、4月1日～翌年3月31日の1年間に10万円です。
　購入の領収日での介護保険負担割合を適用します。翌年3月31日以降は、再度10万円の支給限度額となります。
　たとえば介護保険負担割合が1割の方の場合は、いったん全額を支払い、後日、10万円の範囲内の9割が市区町村から返金されます。

● 同じ品目の用具を購入するとき
　同じ品目の用具の購入は対象になりません。ただし、身体状況に著しい変化があった場合や、以前に購入した用具が劣化して破損した場合は対象となる場合もあります。

> **プラス +Care ケア　床ずれ防止と吸引器**
>
> 　抗がん剤などの治療や長期入院で体重が著しく減少し、ほとんど寝ていることが多い人の場合、床ずれの危険性が高くなります。床ずれの予防として床ずれ（褥瘡）予防マットレスを使い、床ずれの予防をします。床ずれができてしまったら、さらに体圧分散ができるエアーマットに替えて、床ずれの改善を図ります。
> 　入院中に痰がひどく、吸引している方の場合は、自宅でも吸引できるように吸引器をレンタルして家族や支援者が吸引を行います。

🍀 住宅改修

自宅に手すりの取り付けや段差解消などを行うことを住宅改修といいます。住宅改修は、支給限度額20万円の範囲で介護保険負担割合に応じた給付が受けられます。原則としては<u>現住所につき上限20万円</u>です。

本人の住民票が別県市区町村の場合は、適応されません。20万円を超える改修費用の場合は、超えた費用分は全額自己負担となります。

● 障害者手帳

身体障害者手帳をお持ちの方は、障害制度において費用助成が受けられます。お住まいの役所で制度の条件をご確認ください。

＋Care プラス ケア　一時外泊

退院に不安があるときは、一時外泊を病院関係者に相談してみると良いと思います。それで自宅環境を整えましょう。

一時外泊は入院中に行われるので、入院の扱いです。介護保険は使えませんので、外泊中に使用する福祉用具などの費用をどうするか、必ず病院関係者とケアマネジャーに相談してください。

日中は一人でも、状況に合わせたサービス利用で安心

胃がん末期の78歳女性Gさんは、次男夫婦と同居。長男・長女は他県在住です。医師からは緩和ケア病棟への入院を勧められましたが、本人は「自宅で最期を迎えたい」と強く希望し、自宅に帰ることとなりました。要介護認定は要介護1。次男夫婦は共に働いているため、自宅での介護に不安を頂いています。

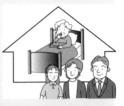

そこで、関係者で話し合い、退院後の暮らしや意向を確認し、自宅での療養ができるよう、環境を整えることにしました。まず、Gさんの自宅にケアマネジャーと福祉用具相談員が訪問し、家屋調査を実施。必要な福祉用具を選びました。介護用ベッドは要介護2以上でないと借りられないため、軽度者レンタルの申請も行いました。

家族のいない日中は、訪問介護サービスで食事介助や排泄介助を行います。訪問診療と訪問調剤薬局を月2回、訪問看護を週1回契約して、定期的に看てもらいます。さらに急変・緊急時のために緊急通報サービスも導入しました。

Gさんは退院後2か月過ぎた頃から、病状が徐々に悪化してきたので、臨時の往診と訪問看護を追加して痛みの緩和処置を行いました。排泄も難しくなってくると、朝夕は次男嫁が、昼間は訪問看護とヘルパーで排泄介助を行いました。

亡くなられる前の数日は次男嫁が仕事を休み、最後の看取りを行いました。

3-3 本人、家族の意向を支援者に伝える

支援者に意向を伝えるタイミング

現状の受け止め方はさまざまです。ですから、入院中に退院後のイメージを伝え合うことは、とても大切なことです。

🍀 さまざまな状況や思いがある

「まあ、家に帰れば、また何とかできますよ」と考える家族もいれば、「これじゃあ、家ではとてもみられません」と不安を抱える家族もいます。患者本人が「どうなろうと家に帰る」と決意を固めていることもあります。一方で、医療者は今後の病気の進行を予測し、退院のタイミングを「今が一番いいときなので」と勧めることがあります。

🍀 意思を伝えるタイミングと話し合いのポイント

患者本人や家族は、「介護はどうしていけばよいか」「退院後にどんな支援が必要か」など、介護や療養に関して不安やわからないことが多いと思います。そこで、自分たちの気持ちを支援者に伝えていくことが大切です。支援者は意向を確認して一緒に考え、寄り添ってくれます。

● 入院中

主治医や医療ソーシャルワーカーに本人と介護者である家族の意向を伝えます（→2章）。

「痛みや苦しくなったらどうしよう。医療者のいないところで何かあったら困る」「昼間は家族が留守にするので、

一人で留守番できないなら退院は無理」「排泄が一人でできないと家ではみてあげられない」等、家に帰ることに対する不安や、家で療養するための条件があるでしょう。入院中に「このままの状態で家に帰ったらどうなる？」と想像し、難しいなと思うことを相談してみてください。

● 退院前

退院前に病院関係者と在宅での支援者（訪問診療、訪問看護、ケアマネジャーなど）で話し合いを行います（退院前カンファレンス）。自宅での退院後の支援者に患者本人、家族の意向を伝えます。

● 退院後

退院後はいろいろな支援者が自宅に訪問します。そのため、各支援者の情報共有が必要となります。共有の際も大切なのは本人や家族の意向です。意向に沿って支援者の役割を共有して本人、家族を支えていきます。

そのためには自宅にて話し合いの場をつくるとよいでしょう（サービス担当者会議）。ケアマネジャーが話し合いの場を調整します。

+Care プラス ケア 本人に病気を知らせない場合

本人が病気を知らない、家族として「本人に病気を知られないようにしてほしい」という意向の場合も、家族が支援者に意向を伝えていくことが大切です。支援者は、知らせていないのは病名か余命か、またはどのように伝えてあるのかを確認しておきます。

接する中で、自分自身の体調の変化をどう感じているのか、本人の言葉を家族に伝えていくことも大切な支援です。

3-4 さまざまな社会資源を活用する

介護のための休暇

　家族がけがや病気等により介護が必要な状態となったときに介護を担う労働者が取得できる休暇です。介護と仕事の両立で悩まれる場面もあるでしょう。介護のために離職する前に、活用できるか検討してみることをお勧めします。

🍀 介護休暇と介護休業

● 介護休暇

　要介護状態にある対象家族の介護その他の世話を行う労働者は、1年に5日まで（対象家族が複数の場合は10日まで）、休暇を取得できます。半日単位で取得可能です。

● 介護休業

　労働者[※1]が、要介護状態（けがや病気、障害により2週間以上常時介護が必要な状態）の対象家族[※2]を介護するための休業です。対象家族1人につき通算93日まで。3回を上限として、分割取得可能です。

※1 労働者…日々雇用者は対象外。労使協定のある場合は規定によるため確認が必要です。有期契約の労働者は入社1年以上、介護休業開始日から93日経過する日から6か月経つまでに労働契約が満了しないこと。
※2 対象家族…配偶者、父母、子、配偶者の父母、祖父母、兄弟姉妹、孫。同居・扶養要件を問わない。

● 休暇・休業中の賃金

　休暇・休業中の給与は会社側の任意となるため、給与の保障がない場合が多いです。勤務先の就業規則を確認した

り、有給などの活用も検討するとよいでしょう。

　雇用保険に加入している場合は、介護休業取得後に、介護休業給付金を申請できる場合があるので、勤務先や最寄りのハローワークに確認してみましょう（➡P.124）。

● **介護休業取得のタイミング**

　介護休業の取得は、2週前の申請でよいとされています。労働者の権利として休むことが認められている一方で、職場環境により、相談しにくいこともあるかもしれません。看取りも視野に入れている場合などは、休むタイミングも大切です。早めに職場と相談しましょう。

　介護休業取得のタイミングは、病状により予測しにくいこともありますが、訪問診療の医師や訪問看護師と相談しながら「いよいよ」という時期に休めるようにしていけるとよいでしょう。

独居で家族が遠方でも、制度を活用して自宅で看取る

90代の男性Hさんは、要介護1、脳梗塞の後遺症で左片麻痺があります。数年前にがんで妻に先立たれ、独居です。一人娘は関西在住で働いています。

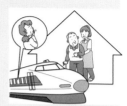

Hさんはトイレなど室内の移動はほぼ自立していたので、ヘルパーによる家事支援、配食サービスやデイサービスなどを利用し暮らしていました。関西に住む娘が、月1回ほど週末に様子を見にやってきます。

1年近く在宅サービスを活用しながらひとり暮らしを続けましたが、肺炎で入院したことを契機に、Hさんはだんだん日常生活が難しくなってきました。トイレ以外は横になることも増え、デイサービスは休みがちで、食事量も減り体力低下が目立ちます。

週末に上京する娘にはなかなか会えなかったのですが、訪問診療の予定に合わせ上京してもらい、Hさんを含めた関係者で今後の方向性を話し合う場を持ちました。Hさんに今後の生活について尋ねると「入院は嫌だ」とはっきり答えが返ってきました。娘は、「父は頑固だから決めたら聞かないところもある」「入院には母のときの（辛そうな）イメージがあるのかもしれない」と本人の意向に理解を示し、在宅生活を継続することとなりました。ヘルパーや訪問看護の回数を増やし、訪問入浴など、新たなサービスも追加しました。

その後、家族や職場の理解もあって娘は休みを取り、最期を迎えるまでの約2か月間Hさんと一緒に過ごし、自宅での看取りとなりました。

医療や介護の費用負担を軽くする制度

　療養や介護でさまざまなサービスを利用すると、費用負担が発生します。医療費や介護費用が多額になったときの支援制度を知っておきましょう。

医療や介護に一定額以上かかった場合

● 高額療養費（窓口：健康保険保険者）

　ひと月（月の初めから終わりまで）に、医療機関や薬局の窓口で支払った額が、自己負担限度額を超えた場合に、その超えた金額を支給するものです。

　高額療養費は事後に申請する方法と、事前に申請する方法（限度額適用）とがあります。事前に手続きしておくと、初めから窓口での支払いを自己負担の上限額までにとどめることができます。

医療費のしくみ

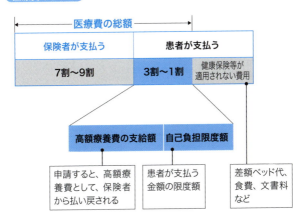

70歳以上の方は、手続きをしなくても自動的に自己負担限度額までの支払いとなります。ただし、3割負担の方や所得区分が低所得者の場合は、事前に限度額適用認定や標準負担額減額認定証の申請が必要です。

高額療養費（70歳以上の場合）

被保険者の所得区分		自己負担限度額	
		外来（個人ごと）	外来・入院（世帯）
現役並み	年収約1,160万円～ 月収83万円以上/ 課税所得690万円以上	252,600円+（総医療費－842,000円）×1% [多数該当：140,100円]	
	年収約770万円～約1,160万円 月収53万円以上/ 課税所得380万円以上	167,400円+（総医療費－558,000円）×1% [多数該当：93,000円]	
	年収約370万円～約770万円 月収28万円以上 課税所得145万円以上	80,100円+（総医療費-267,000円）×1% [多数該当：44,400円]	
一般	年収約156万円～約370万円 月収26万円以下 課税所得145万円未満	18,000円 [年間上限14万4千円]	57,600円 [多数該当：44,400円]
住民税非課税等	Ⅱ住民税非課税世帯	8,000円	24,600円
	Ⅰ住民税非課税世帯（年金収入80万円以下など）		15,000円

※ 1つの医療機関等での自己負担（院外処方代含む）では上限額を超えないときでも、同じ月の別の医療機関等での自己負担を合算でき、合算額が上限額を超えれば、高額療養費の支給対象となります。
※ 69歳以下の高額療養費については、下記を参照してください。
https://www.mhlw.go.jp/content/000333279.pdf
出典　厚生労働省ホームページ

● さかのぼって申請できる

　高額療養費の申請手続きをする場合、添付書類を求められることもあるので、医療機関の領収証はしっかり取っておきましょう。高額療養費の申請手続きは、時効まで2年間です。手続していないものがあれば、さかのぼって申請できます。

● 高額介護サービス費（窓口：市町村　介護保険担当課）

　介護保険サービスの利用者負担（1割～3割）の1か月の支払いが一定の上限額を超えた場合、超えた分が高額介護サービス費として支給されます。施設サービスの食費・居住費等、福祉用具購入、住宅改修は対象外です。

　初回は申請が必要です。それ以降は、届出した口座に自動的に振り込まれます。

高額介護サービス費

区分		負担の上限（月額）
現役並み所得者のいる世帯		44,400円（世帯）
市区町村民税を課税されている人がいる世帯		44,400円（世帯） ※1割負担者のみの世帯は年間上限446,000円（2020年7月まで）
市区町村民税の非課税世帯		24,600円（世帯）
	合計所得＋課税年金80万以下／老齢福祉年金受給者	24,600円（世帯）
		15,000円（個人）
生活保護受給者など		15,000円（個人）

● 高額介護合算療養費制度（窓口：健康保険保険者）

　医療保険と介護保険における1年間（毎年8月～翌年7月）の自己負担の合算額が高額な場合に、定められた自己負担限度額を超えた部分が支給される制度です。国民健康

保険や後期高齢者医療の方は、該当する場合に保険者より通知でお知らせがあります。社会保険の方は加入している医療保険に申請が必要です。

● **障害や難病の場合など**

●重度心身障害者医療費助成（窓口：市町村担当課）

　一定の障害（身体障害者手帳1～2級、精神障害健康福祉手帳1級など）がある方の保険診療分の自己負担を助成するものです。市町村により条件が異なるため、確認が必要です。

●特定疾患医療費給付

　（窓口：管轄の保健所・保健福祉センター）

　指定難病（平成30年4月現在331疾患）について医療費の自己負担割合が2割となる制度です。所得により自己負担上限額があります。

　一定の症状がある人が助成対象となるため、指定難病であっても、症状が軽いと助成は受けられません。しかし、症状が軽くても、高額な医療費がかかる治療が継続して必要な人は「軽症者の特例」として助成が受けられます。

●ひとり親家庭の医療費助成（窓口：市町村担当課）

　ひとり親家庭（母子家庭、父子家庭等）で、こどもが18歳に達した年度の末日まで親と子の自己負担額の全部もしくは一部が助成される制度です。所得要件があります。

確定申告の医療費控除（窓口：管轄の税務署）

1年間に高額な医療費を支払った場合、確定申告を行うことにより税金が軽減される制度です。病院に支払った診療代、特養や老健の入所費用、訪問診療（往診）費・交通費・訪問看護・訪問リハビリ・訪問入浴・通所リハビリ・通所介護（条件付きで可能な場合もあります）・ショートステイ・おむつ代などが対象になりますが、税務署で確認することをお勧めします。

退職後の医療保険

患者本人も、介護する家族も、状況によって仕事を退職することがあるかもしれません。その場合、医療保険には、以下のような選択肢が考えられます。

・現在加入の健康保険の任意継続保険に加入
・家族が加入している健康保険の被扶養者になる
・居住地の国民健康保険に加入する

健康保険の加入状況や前年度の所得状況により、どの保険に加入できるのか、または有利なのかが決まりますので、保険者や国民健康保険の担当課で相談しながら判断されるとよいでしょう。

収入を支える制度

　療養や介護のために休みを取ると、その間の収入が途絶え、経済的に厳しくなることがあるかもしれません。お金や生活に関する支援制度を知って、上手く活用することをお勧めします。

● **介護休業給付金**
　（窓口：勤務先担当課、最寄りのハローワーク）
　雇用保険の被保険者が、家族を介護するために介護休業を取得した場合、一定の要件を満たすと休業開始時賃金の2/3程度が支給される制度です。1年以上、同事業主の下で勤務している、退職予定がないなどの諸条件があります。同じ家族について93日を限度に3回まで支給されます。

● **傷病手当（窓口：加入している健康保険）**
　会社員や公務員が病気やけがで療養中の場合、給与の約2/3程度が支給される制度です。連続して4日以上休む、労務不能である、給与が出ない・減少したなどの条件があります。同一傷病名での支給期間は1年半です。

● **障害年金（窓口：市町村・年金事務所）**
　病気やけがで一定の障害状態になったとき生活を保障するために支給される年金です。初診時の年金加入の有無・納付要件・初診日が65歳前であること、初診より1年6か月経過しているなどの条件があります。人工肛門造設や手足の麻痺などの目に見える障害だけでなく、がんや糖尿病、心疾患、呼吸器疾患などにより生活や仕事が制限されるようになった場合も、状態により支給対象となります。

● **遺族年金（窓口：市町村・年金事務所）**

　国民年金・厚生年金に加入中の方が亡くなった場合、亡くなられた方により生計を維持されていた遺族に支給される年金です。亡くなられた方の納付期間などの受給要件があります。また、遺族基礎年金と遺族厚生年金で受給対象が異なります（18歳未満の子の有無、遺族の範囲・優先順位などにより条件あり）。

● **民間の生命保険**

　加入している場合、契約内容を確認して、支払いの対象となる給付金・保険金があるかなど見ておくとよいでしょう。がん保険、医療保険、特約の内容により保障内容もさまざまです。

● **生活福祉資金貸付制度（窓口：社会福祉協議会）**

　低所得者・障害者・高齢者世帯に対し、資金の貸付けを行う制度です。低利もしくは無利子です。

● **生活保護（窓口：住所地の市町村担当課）**

　最低生活を保障するものです。資産の活用や扶養義務があり、他法が優先されます。世帯の収入が最低生活費の金額に満たない場合などに適応されます。

> **memo　身体障害者手帳**
>
> 　身体に一定の障害が残った人が日常生活で助成を受けられるようにするものです。等級や障害の内容により医療費の助成や日常生活用具の給付などがあります。申請には、指定医の診断書が必要で、手帳交付までに1か月半程度かかります。肢体不自由・視覚・音声・言語、内部障害などがあります。

おひとりさまでも、最期を自宅で

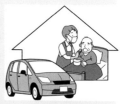

Iさんは70代男性で、ひとり暮らしです。結婚歴がなくお子さんはいません。兄弟は既に他界しています。県内在住の姪が入院時の保証人等キーパーソンとして対応しました。

Iさんは大腸がんがリンパ節に転移し、外来で抗がん剤治療を行ってきましたが、効果が得られず経過観察となりました。月1回程度通院しています。次第に疼痛コントロールが必要になり、下肢の浮腫がひどく歩くのも難しくなってきました。

外来看護師からの要請で医療ソーシャルワーカーが入り、介護保険を申請し、訪問診療、医療保険での訪問看護を行うように調整しました。

訪問開始後、Iさんは貧血が進み、全身状態の悪化も予測されたので、医師が入院について尋ねました。病状の進行も認めていたIさんからは「入院したくない」「家で過ごしたい」との意思表示です。医師から姪に電話説明をし、姪も自宅での療養に理解を示しました。Iさんには、訪問看護に加え、介護保険でヘルパーの家事支援での見守りが追加されました。

予断を許さない状況が数日続きました。ある日、Iさんは訪問看護師の訪問時に下血。その後まもなく、意識が徐々に薄れ、看護師や医師に見守られる中、永眠されました。姪は仕事先ですぐに駆け付けられずにいましたが、到着後、Iさんと対面。「皆さんに良くして頂いた」と感謝の言葉を述べられました。

第 4 章

苦しみを和らげるために
(薬との上手なつきあい方)

4-1 つらさを和らげる薬

緩和ケアで使われることが多い代表的な薬

病状が進むにつれて、いろいろな症状が出てきます。多くの場合は、薬で対応します。終末期に使われる代表的な薬を紹介します。

● 麻薬性鎮痛薬（医療用麻薬・オピオイド　痛み止め）

痛みを伝える神経や脳の働きを抑制することで、強力な鎮痛効果を発揮する薬です。進行がん患者の約75％に痛みがあると言われており、細やかで適切な評価と麻薬性鎮痛薬を中心とした薬物治療で緩和可能です。

● ベース薬とレスキュー薬

麻薬性鎮痛薬は、持続的に痛みを抑えるための「ベース薬」と呼ばれる持続性製剤と、突然起こる強い痛み（突出痛）を抑えるための「レスキュー薬」と呼ばれる短時間作用型の即効性製剤を組み合わせて使います。

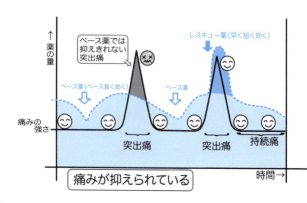

麻薬性鎮痛薬の効くしくみ

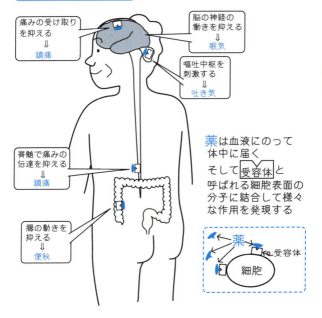

● 副作用

　麻薬性鎮痛薬のおもな副作用は、眠気・吐き気・便秘です。低用量から開始する、吐き気止めや下剤を併用するなどして対処できます。

● 使用と管理

　麻薬性鎮痛薬の使用・管理は、「麻薬および向精神薬取締法」で厳しく規制されていて、届け出た薬局でしか取り扱うことができません。処方箋を持ち込む前に、麻薬性鎮痛薬を取り扱っているか、処方された薬の在庫があるか薬局に問い合わせてみましょう。なお、余った麻薬性鎮痛

薬は医療機関が回収して廃棄する必要があります。不要になった麻薬性鎮痛薬は病院、薬局へ渡してください。

● そのほかの鎮痛薬

麻薬性鎮痛薬ではない鎮痛薬（解熱鎮痛薬）には、ロキソプロフェンなどの非ステロイド性抗炎症薬（NSAIDs※）とアセトアミノフェンなどがあります。NSAIDsは、末梢組織での炎症を抑える効果が強い薬で、アセトアミノフェンは解熱作用が強く安全性の高い薬です。

麻薬性鎮痛薬、NSAIDs、アセトアミノフェンはそれぞれまったく異なるメカニズムを持つので、併用することもあります（→P.256）。

睡眠薬

睡眠薬は、癖になったり、認知症の原因になるなど、いろいろな情報もあり悪者になっている半面、多くの方が服用している薬です。

日本ではベンゾジアゼピン受容体という部分に作用する薬剤が主流でしたが、それ以外のメカニズムを持つ薬剤（ベンゾジアゼピン受容体に作用しない薬剤）が開発され広く使用されるようになっています。終末期の方では、肝臓や腎臓の機能低下により、効果の強さや持続時間が変わりますので、医師の指示に従って使用しましょう。

せん妄に対する薬

今まで会話ができていても、ある日突然、怒り出したり、暴れ出したり、つじつまが合わないことを言ったり、逆に

静かになり表情が無くなったりすることがあります。

　これをせん妄と言います。認知症に近い症状ですが、認知症はゆっくり症状が出てくるのに対して、せん妄は急に起こります。せん妄は、終末期によく起こる症状のひとつで、薬（ステロイド、麻薬性鎮痛薬、睡眠薬など）が原因で起こることもあります。その場合は原因と思われる薬の中止を検討しますが、急な中止は症状を悪化させるので、自己判断でせず必ず医師の指示に従います。せん妄には、抗精神病薬（リスパダール®、ルーラン®、ジプレキサ®、セレネース®など）が使われます。どれを使用しても眠くなります。せん妄が夕方から夜間に強くなることが多いので、夕〜寝る前に服用する指示が出ることが多いです。

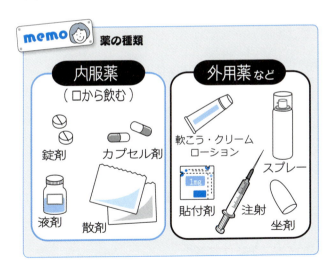

memo　薬の種類

内服薬（口から飲む）
- 錠剤
- カプセル剤
- 液剤
- 散剤

外用薬など
- 軟こう・クリーム　ローション
- スプレー
- 貼付剤
- 注射
- 坐剤

memo 薬の血中濃度

薬は、安全に効く血中濃度の範囲（安全域）を維持するよう、1回の量と回数が決められています。多く飲んでしまうと副作用のリスクが高まり、少なく飲むと効果が得られません。安全域は、薬によっても、その人の状態によっても異なります。終末期では、全身状態の悪化により安全域が狭まっていることを踏まえ、慎重に薬を使います。

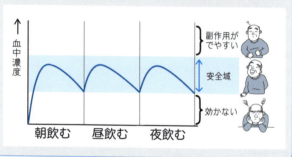

memo 飲み込んではいけない錠剤

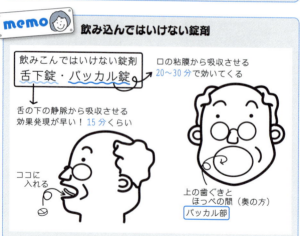

簡易懸濁法

　経管栄養(経鼻胃チューブ、胃ろう、腸ろうから栄養剤を投与すること)の方が薬を服用する方法として、簡易懸濁法があります。錠剤やカプセルを55℃のお湯で溶かして投与します。特別にコーティングされている薬は適しません。専用の容器もあるので、薬剤師と相談してください。この方法で錠剤・カプセルが飲みにくい方でも楽に服薬できる場合があります。

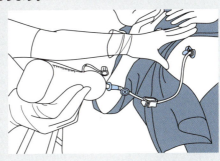

 吸入薬

　喘息や慢性閉塞性肺疾患などでは、粉末タイプや、エアロゾールタイプの吸入薬が処方されることが多くなってきました。種類も豊富で、製薬メーカーが試行錯誤しながらより良い吸入薬を発売する半面、いろいろな吸入器が発売され、正しく使用できていないケースもよくみかけます。吸う力が弱かったり、使用方法を間違えていたりして、治療効果がなかったケースもあります。

　使用方法は医師、薬剤師に確認し、実際に吸えているか定期的に確認してもらってください。

4-2 飲み薬の困りごと

困った 薬を飲み忘れてしまう

薬剤を一包化し、お薬カレンダーや配薬箱にセットすることで、「あれっ、飲んだっけ？」とか「どの薬を飲むんだっけ？」という心配をなくせます。次回の診察までの薬があるかも確認できます。

薬を一包化してもらう

一包化とは、1回に飲む薬を1パックにまとめることです。薬を一包化してもらうには、医師やかかりつけの薬局に申し出ます。一つひとつのパックに名前や服薬時点・服薬日などの印字もできます。

なお、薬によっては、湿気や光に弱いため、一包化できないものがあります。また、一包化には、一包化調剤料として数百円程度の費用がかかります（薬の数や日数、自己負担割合により異なります）。

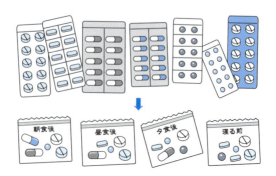

🍀 お薬カレンダーや服薬支援ロボを利用する

　お薬カレンダーは、薬局やドラッグストア、100円ショップでも購入できます。ポケットにマチがあるタイプが、薬が取りやすくお勧めです。最近開発された服薬支援ロボは、薬をセットしておくと、時間になると教えてくれるものです。うっかりがなくなるかもしれません。

● 薬のセットを手伝ってもらう

　訪問薬剤師または訪問看護師のサービスを受けている場合は、相談して、薬のセットを手伝ってもらいましょう。介護者は「正しくセットしなくては」という不安から解放され、負担軽減につながります。また、服薬しなかった薬をそのまま残しておくと、服薬状況を医療者と共有することができます。

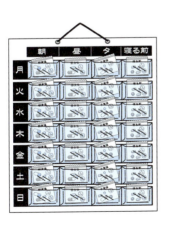
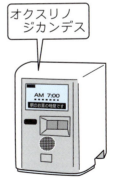

困った 時間通りに飲めない

　終末期の場合、朝起きられなかったり、1日3食とれなかったりなど、指示された時間に薬を飲めないことがあります。あまり時間にこだわらずに臨機応変に考えます。

薬を飲ませ忘れた／飲むのを忘れた

飲み損ねた場合の目安は以下の通りです。

- 2回分は一緒に飲まない
- 1日3回の薬　　　3時間空ける
- 1日2回の薬　　　5時間空ける
- 1日1回の薬　　　18時間空ける

　なお、麻薬性鎮痛薬など時間ごとに使用する薬や、糖尿病、骨粗鬆症の薬の中には、飲む時間を守ったほうがよい薬剤があります。薬剤師に確認しておきましょう。

時間通りに飲めないことが続く場合

　薬は規則正しく服薬することで、安定した効果が得られ副作用も少なくなります。指示された時間に服薬できないことが続く場合は、本人や介護者の状態に合わせて、薬を変えてもらいましょう。以下のような方法があります。

- 1日1回の薬に変更する
- 食事の影響を受けにくい薬を選択する
- 内服が困難なら、皮膚を通して持続的に薬が吸収される貼付剤や、在宅でも可能な持続皮下注射に切り替える

　1日1回の薬は、必ずしも朝飲まなくてもよいものや、

飲めるタイミングで服用すればよいものがあります。

🍀 食事がとれなかったときの食後薬

ほとんどの薬は、食事の影響は少なく、原則、食事に関係なく決まった時間に服用します。ただし、糖尿病の薬は食事がとれないときに服用すると低血糖になる危険があります。また、解熱鎮痛薬には胃腸障害のリスクがあり、空腹時は避けたほうがよい場合もあります。

memo 知っているようで知らない薬の飲み方

起床時	起きてすぐの空腹の時間。骨粗鬆症の薬など
食前	食事の30分前
食直前	食事を始める直前。糖尿病の薬など
食後	食事を終えた30分以内
食間	食後2時間。漢方薬など
眠前	寝る前。睡眠薬は、布団に入る直前に飲む
時間ごと	食事の時間に関係なく時間を決めて飲む。麻薬性鎮痛薬など。12時間ごとの麻薬性鎮痛薬など

+Careケア 薬の優先順位を医師に確認しておく

薬の優先順位は、病状の進行度合いで変わります。慢性的な薬（血圧、糖尿、不整脈、てんかん　等）を優先する期間もあれば、終末期の場合は、対症療法の薬を優先したほうがよい期間もあります。病状により抗血栓薬（ワーファリンなどの心臓や脳などの梗塞予防薬）も優先します（副作用の出血には注意）。糖尿病、骨粗鬆症の薬は、食事量や活動量に合わせて考えます。体調が悪く処方された薬を全部飲めない可能性がある場合は、「必ず飲む薬」と「飲めたら飲む薬」を医師に確認しましょう。

困った 薬が飲みにくい／うまく飲めない

薬が飲みにくくてなかなか飲んでもらえない場合、飲み方を工夫してみましょう。本人だけでなく介護者にも時間と心の余裕が生まれ、「久しぶりに外出できた」などという話も聞きます。

❋ 薬を変えたり、飲み方を工夫する

錠剤や粉薬が飲みにくい、飲む回数が多い、シートから出しにくいなど、困ったことがあったら、薬剤師に相談してください。薬剤師は、口の中で溶ける口腔内崩壊錠への変更や、飲む回数が少ない薬への変更、シートから出して1回分を1パックにする一包化（→P.134）など、医師に提案し、飲みやすい方法を探ってくれます。

オブラート、服薬ゼリー、とろみ水などで服用する方法もあります。坐薬や貼り薬などに変更できるものもあります。

錠剤を「ペンチ」などで潰したり、刃の薄いカッターナイフで半分にするなどして小さくできる薬もあるので、医師、薬剤師に相談してみましょう。

なお、薬によってはゆっくり溶け出すなどの工夫がされている場合もあります。つぶしたり半分に割ったり、かみ砕いたりすると、吸収が早まり、副作用が起きることがあり注意が必要です。

● 服薬ゼリー

服薬ゼリー（別名：ゼリー状オブラート）はスプーンにゼリーを入れて、薬をちょんとのせて、上からゼリーをのせて包み込み、このまま口に入れます。甘い味がついています。

ゼリー(=食べ物)と患者さんに伝えるとモグモグしてしまうので、「薬だから飲み込んでね」という声かけをするとよいでしょう。

服薬ゼリーは保存料を使っていないので、開けたら冷蔵庫に保存して1週間以内に使ってください。個包装の使い切りタイプもあります。

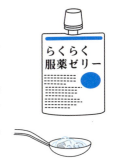

● オブラート

オブラートは2枚重ねにしてまとめて水にひたします。箸を使って上から抑え、薬(粉薬でも錠剤でもうまくいきます)を中心に乗せ、薬をオブラートで包みます。箸でオブラートをつまみ、口に入れ、水やとろみ水で飲み込んでもらいます。オブラートだけだと飲みにくいのですが、水で飲むとつるんと喉に入っていきます。

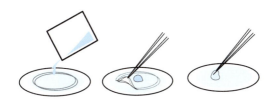

漢方薬が飲みにくいとき

漢方薬はいくつもの生薬を組み合わせてつくられる薬です。エキス顆粒や錠剤があります。西洋薬と比べて効果が弱いと思われがちですが、近年、症状緩和において漢方薬

の効果が次々と報告されています。

　漢方には、独特な味や香りも効果のひとつという考え方があり、エキス顆粒は白湯(さゆ)か水に溶いて服用するとよいようです。食前や食間に服薬するほうが吸収がよいとされていますが、胃腸が虚弱だったり飲み忘れがある場合などには食後の指示が出ることもあります。

　甘みを加えて飲みやすくするには、はちみつ・メープルシロップ・チョコレートアイス・カラメルなど少し苦味のあるものとの相性がよいようです。

🍀 内服後に吐いてしまった

　飲んですぐならもう一回服用します。吐物に薬自体があれば、もう一度服用も考慮します。服用後20分以降ならそのまま様子をみます。嘔吐を繰り返すことも多いので、少し時間をおいて落ち着いてから服用します。

🍀 通常より多く飲ませてしまった／多く飲んでしまった

　まず医療者に連絡します。様子をみるだけで、問題のない薬がほとんどです。無理に吐かせる必要はありません。また、痛みへの恐怖のために薬を指示よりも多く飲んでしまう傾向がある場合は、早めに医療者に相談しましょう。

薬は水以外で飲んでも大丈夫？他の薬や嗜好品・食品との関係は？

薬を何種類も服用していると、飲み合わせの影響が出てきます。嗜好品や食べ物との相互作用もありますので、薬剤師に確認しましょう。

水や白湯以外でも飲めるが、注意が必要

薬の服用は、水・白湯（さゆ）のほか、麦茶・ほうじ茶などでもOKです。

ジュースやスポーツドリンクでは、苦くなるものや、吸収が早まってしまう薬があります。牛乳も、酸化マグネシウムのような下剤や一部抗菌薬とは相性が悪いことがあります。アルコールや炭酸飲料がダメな薬もあります。

また、コーヒー・紅茶・栄養ドリンク剤はカフェインが豊富なので、喘息の薬などとは注意が必要です。骨粗鬆症の薬剤（ビスホスホネート系）は水以外で服用すると、ほとんど吸収されず効果が出ません。

終末期や抗がん剤などの副作用で、味覚などが変化し飲める飲み物が限られてくることもありますので、薬との相性を薬剤師に確認してください。

薬物相互作用のある薬には注意

薬を6種類以上服用すると、ほとんどの場合で薬の飲み合わせの影響（薬物相互作用）があると言われています。

病院で処方される薬のほかに、薬局やドラッグストア、通信販売やネット販売などで薬やサプリメントを購入して併用している場合も、注意が必要です。嗜好品や食べ物と

薬が相互に作用することもあります。

　薬物相互作用を含む薬の副作用を常にチェックし未然に防ぐのが薬剤師の仕事です。お薬手帳を活用する、お薬をもらう薬局を1箇所にする（かかりつけ薬局をつくる）などして、薬剤師に飲み合わせを確認してもらいましょう。

飲み合わせに注意が必要な薬の例

薬	飲んだり食べたりしてはいけないもの
ワーファリン	納豆や青汁などビタミンKを多く含む食品
一部の血圧の薬	グレープフルーツジュース（果実は、たくさん食べなければ心配なし）
睡眠薬・抗不安薬	アルコール
一部の抗菌薬	牛乳やマグネシウムを含む下剤

　また、喫煙やお酒、セイヨウオトギリソウ（セントジョーンズワート）などにも相性のよくない薬があります。

かかりつけ薬局

　薬について疑問や不安があったら、ぜひ、薬剤師に相談してください。薬剤師は、処方箋に基づいて調剤し、薬の情報を提供するだけでなく、薬を飲んでいる間も、薬の効果や副作用、管理などのアドバイスを行っています。

　ドラッグストアなどで薬を購入したり、複数の病院で薬をもらったりしたら、お薬手帳を1冊にまとめて、薬の情報を集約しましょう。薬をもらう薬局も1つにしてかかりつけ薬局（薬剤師）を持てば、いろいろ細かいことも相談できます。薬局の大きさや待ち時間も重要ですが、信頼できる近くのかかりつけ薬局を持ち、薬剤師をうまく活用してください。

4-3 塗り薬・坐薬などの困りごと

困った 坐薬を使ったことがない

　坐薬は、肛門から挿入後、直腸で溶けて薬剤が体に吸収されるようつくられた薬です。比較的早く効果が出ます。保管は薬によって、冷蔵庫または30℃以下の室温とされています。

❀ 坐薬の上手な使い方

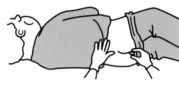

　入れる前に坐薬を手で温めたり、オリーブ油やベビーオイルなどを坐薬に少量つけると滑りがよくなり、入れやすくなります。ロケット型のほうを先にして入れます。切って使うときは、カッターナイフなどの薄い刃を少し温めて、外装のまま斜めまたはまっすぐに切ります。

●坐薬をいれたあと、うんちが出ちゃったら？

　坐薬の刺激で排便してしまうことがあります。入れた直後で、坐薬の形があれば、そのままもう1回入れます。油のような基剤だけなら様子をみます。

困った 痛み止めの貼り薬は湿布とどう違うの？

貼り薬は、皮膚を通して薬の成分が体に吸収されるしくみを利用した薬剤です。終末期によく使われる、全身に作用することを目的とした貼り薬について説明します。

終末期の貼り薬は全身に作用するものがある

「痛み止めの貼り薬って湿布のことかい？」などと聞かれることがありますが、湿布とは違います。いわゆる「湿布薬」には貼った場所のみに効く局所的な作用しかありませんが、麻薬性鎮痛薬、ぜんそく薬、狭心症薬、抗不整脈薬やホルモン剤などは、皮膚から吸収された薬が血液循環に乗って全身に作用します。

貼る場所はどこがいいの？

しわが寄らない平らな部位を選び、しっかり数十秒間上から押さえて薬が粘着するようにします。また、貼る場所は、かぶれを防ぐため毎回ずらします。貼っていた部分の皮膚は、貼り薬をはがした刺激でダメージを受けていますので保湿クリームでケアします。

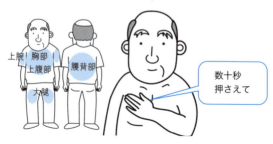

はがれにくい貼り方／はがれた場合

　はがれないようにするには、被覆材（上から覆うテープ）を利用したり、入浴のタイミングで貼り替えます。

　貼り薬がはがれたときは、気づいた時点で新しい貼り薬を貼ってください。貼るタイプの薬は、はがしたあとも数時間は薬の成分が皮膚に残っていますので、すぐに貼り替えなくても数時間なら大丈夫です。

　貼り終わったあとの貼り薬にも成分が残っているので、誤ってどこかにくっつかないように粘着面を貼り合わせて廃棄します。

+Careプラスケア　頓服薬はそばに置いておこう

　頓服薬とは、「〜のとき」に使う薬のことです。痛いとき、気持ち悪いときなど、症状が出たときにすぐに飲めるよう身近に置きましょう。家族やヘルパーなどとも置き場所を決めて統一します（痛み止めの頓用薬が神棚や仏壇にあることもありました。それではすぐに使えません）。

　使ったら、その日時と効果をメモしておいて医療者に伝えると、次の処方の参考になります。

memo　持続皮下注射

　薬が飲めなくなったとき、在宅でも注射を簡便に行うことができます。細い針を皮下に留置し、持続的に注入します。麻薬性鎮痛薬や嘔気、せん妄などの薬の投与が可能です。

4-4 状態に応じた服用

困った 自己判断で薬を調整してしまうので心配

症状が落ち着いてくると、「飲むのを止めたい」と鎮痛薬や便秘薬などを自己中断するケースがあります。医師の指示がない限り、自己判断で薬を調整するのは止めましょう。意見や疑問は医療者に相談してください。

自己判断で薬を止めてはいけない

薬を飲んでいるから症状が落ち着いています。勝手にやめてはいけません。

がんの方の疼痛・排便コントロールは大切です。痛みは、徐々に強くなることが多く、痛みが弱いときから痛みをコントロールすることが重要です。また、麻薬性鎮痛薬は、副作用として便秘があり、予防的に下剤を服用していますので、下痢がない限りは下剤を服用します。

喘息発作、心不全、狭心症、てんかん、痛風の発作などの予防薬や、発作が起きてしまうと対応が難しいものに関しても、自己判断での服薬の中止は避けましょう。

いつまで必要かは効果と副作用で決まる

必要な薬は、病状の進行で変わります。使用はメリットとデメリットを天秤にかけて考えます。たとえば、抗がん剤だったら、治療効果と副作用を天秤にかけて、副作用のリスクが高ければ、治療のやめどきかもしれません。

終末期になると心臓の機能は徐々に低下し、血圧も徐々に下がる傾向にあります。血圧の薬もそれに合わせて中止します。

　糖尿病の薬は、食事量の減少に合わせて、減量、中止も検討します。終末期の場合、厳格な血糖のコントロールは不要になりますが、膵臓がんなどは、インスリンが必須の場合もあります。

　骨粗鬆症の薬の目的は骨折の予防です。寝たきりになったら、骨折のリスクも減りますので、中止を検討します。

　脳梗塞・心筋梗塞予防の抗血栓薬（血液サラサラ系）の薬は、出血がない場合は服用を続ける必要があります。

　薬の必要度と病状に合わせて、医師、薬剤師に相談してください。くれぐれも自己判断で減量・中止することのないようお願いします。

> ### Column 在宅医療と薬局薬剤師
>
> 　「家」で人生を全うしたいと考えている方々を支援する在宅医療チームの一員として、地域の薬局薬剤師も活動し始めています。「薬の専門家」として、薬の副作用を最小限に抑えられる使い方を医師・看護師に助言したり、薬に関して困ったり迷ったりしたときに相談に乗ったり、本人を一緒に支える介護職の方々に薬の情報をきちんと伝えて仕事に活かしていただいたりしています。
>
> 　本人や家族にとっての住み慣れた地域が、「家のそばに、医療者として寄り添ってくれる頼れる薬剤師がいる」環境ならば、安心して家で療養できるのではないでしょうか。そんな地域づくりを目指して、県や市単位で結成されている薬剤師会は積極的に講習会や他職種との意見交換会を開催し、薬剤師は勉強と現場での試行錯誤を積み重ねています。

医療者に症状をしっかり伝えて薬をうまく使おう

「つらいと伝えたら、またお薬が増えるのではないか」「こんなことを聞いたらいけないのではないか」などと不安になる方がいます。適切な治療につなげるため、遠慮せずに、気づいたことを医療者に伝えてください。

気づいたこと、感じたことを伝えよう

終末期の薬は「早く、少しでも楽にする」ことに重点がおかれます。本来、本人にしかわからない「痛み」や「だるさ」という感覚や心の動きを、そばにいる介護者が敏感に感じ取っていることも多くあります。そんなときは遠慮せずに、気づいたこと、感じたことを医師・薬剤師・看護師に伝えてください。それが適切な医療・薬物治療につながります。

● 本人の言葉や行動と自分の解釈は、明確に分けて

医療者に伝えるとき、実際の本人の行動と、自分の解釈はきちんと分けて伝えます。

> [例] Wさんは「入院したほうがいいかもしれない」と言ったが、介護者は話の流れや様子から「本当は家にいたいけど家族に遠慮しているのかな」と感じ取った場合。
> → ✕ 「Wさん、本当は家にいたいんです」
> → 〇 「『入院したほうがいいかもしれない』とおっしゃったのですが、私は、Wさん本当は家にいたいのではと感じました」

気になる変化を記録する

　介護は多忙を極めます。時間感覚がなくなったり、忘れてしまったりして、診察のとき医師に伝え忘れることもあります。そこで、気になる変化を記録しておくことをお勧めします。読むほうが医師・薬剤師・看護師も短時間に理解できますし、同じ情報を共有できるメリットもあります。

● 医師からの薬の指示は必ずメモしよう

　終末期の薬は、「〜のときには○○薬、〜のときは△△薬」「もし口から飲めなければこの坐薬を使って」「これは○時間空けて1日4回まで」「□□薬は飲めなかったら飲まなくていいよ」など細かな指示が出ることがあります。

　その人の不安定な体調に対処した微妙な「さじかげん」です。医師の指示をチームで共有するためにも、薬袋にメモをしておきましょう。

　使用するかどうかの判断が難しいだろうな、と思うこともありますが、本人と家族は最初こそ戸惑うもののすぐに見事に薬を使いこなしています。そんなとき、医療者は伴走者であり応援団で、主役は本人と家族なのだな、とつくづく感じます。

薬が変わったらすぐに開始

　1日の中でも急に容態が変化する終末期では、症状に合った薬が処方されたら、すぐに薬局で処方薬を受け取り、処方通りの服薬を開始することが症状緩和のためにとても大切です。

　ほぼ一人で介護を担っている場合は、本人を置いて外出

もままならないと思います。そういうときには、薬剤師が薬を持って家を訪問するシステムの利用をお勧めします。ケアマネジャーあるいは病院の地域連携室に相談してください（➡P.50）。詳しいことは、各県の薬剤師会HPなどを参照してください。

第5章

苦しみを和らげるために
（ケアの工夫）

5-1 暮らしのなかでのケアの工夫

最期まで自分らしく

「最期まで自分らしく生きる」これは誰もが自分自身に対して望み、大切な人に「そうあって欲しい」と願うことではないでしょうか。「どうしていくか」をみんなで迷って悩んで向き合っていきましょう。

❁「最期まで守りたいこと」がその人らしさ

身体の自由がきかなくなり、できることが限られていく中で、何を手放し、何を守るか。きっと、最期まで守りたいことは人それぞれ違い、それがその人らしさであると思います。

たとえば、一人でトイレへ行けなくなってきたとき、ある人は「トイレだけは這ってでも行く！」と介護者の手を借りて、亡くなる前日までトイレまで歩き、その人なりの「生きる」を全うされました。

ある人は、無理してトイレへ行く体力の消耗を避けることで「生ききる」ことに全力を注ぎたいと考え、おむつにしました。

ある若い女性は、おむつを替えられることを拒み、膀胱留置カテーテルを挿入することを選びました。

ある人は、「今まで家族のためになることを自分の生き甲斐にしてきた。もう孫も大学に通い、それぞれ

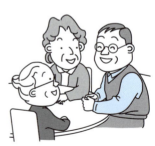

の道を歩んでいる。私の世話で足を止めて欲しくない」との願いから、トイレへ行けなくなったのを機に緩和ケア病棟への入院を決めました。

それぞれの生き方に応じた選択があります。

🍀 一緒に向き合っていくこと

介護をする側も「もっと上手く介護ができたら、楽にしてあげられるのでは？」「これではかえって苦しませてしまうのでは？」「何もしてあげられない」と不安や悲嘆を抱えているのではないでしょうか。

どのような介護や支援が正解なのか、その答えはここではわかりません。大切なのは、その人らしさをどうやって守っていくか、最期まで一緒に向き合ってくれる人の存在だと思います。

共に悩んで、困って、笑って、悲しんで。そして、ただ、ただ、かたわらで寄り添うこと。スピリチュアルペインをケアするのは、そういう日常なのではないかと感じます。

今この本を読んでいるあなたが家族であっても介護を業とする人であっても、ケアをするには、心の大きなエネルギーを使います。一人で悩まず、チームで共有できていることを願います。

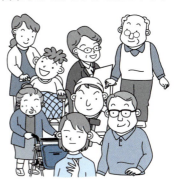

思うように動けない、寝ている時間が長くなった

　筋力や体力の低下や苦痛症状があると、起き上がれなくなることが増えてきます。次第にうとうと眠ってばかりいることも多くなります。そこで、「安全に動く」「安楽に休む」ための支援が必要となります。

🍀 転倒のリスクに備え、移動を手助けする

　体調が不安定になると、身体の倦怠感やエネルギー不足による脱力、そして筋力が低下してきます。それと同時に、脳の働きも混乱しやすくなります。注意力の低下や平衡感覚や知覚の低下、「思ったよりも足が上がっていなかった」「目測を誤った」等の身体と意識のアンバランスが起こり、転倒のリスクが高まります。

ケアの工夫

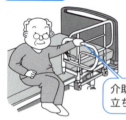

介助バーをつかんで立ち上がる

- 手すりの設置、杖や歩行器の使用を検討する
- ベッドの柵を介助バーに替える

- 滑りやすいマットや畳の目の方向に注意する
- 転倒時の外傷を防ぐための家具配置を考える
- 歩くときは見守る。手を添える。介助する

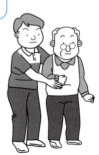

- 寝室を別の部屋（目の届きやすい部屋）に替える
- 車いす（自走、介助用、サイズもさまざま）をレンタルする

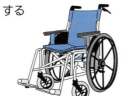

自走式：自分の手で漕いで移動できる

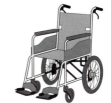

介助式：タイヤが小さいので、狭い廊下もスイスイ

安全・安楽に寝ていられるように手助けする

寝ている時間が長くなると、さまざまな問題を招きます（廃用症候群）。同じ姿勢でいるため、関節が動かせず、数日で「関節の拘縮（関節が固まる）」が起こり始めます。また、骨の突出部が圧迫されている、少しずつベッドの中で身体がずれて皮膚に摩擦がかかる、栄養状態が悪く皮膚のバリア機能が保たれていない等により、「褥瘡（床ずれ）」は数時間でつくられます。そのため、寝返りをして体位を整えるための手助けが必要になります。

ケアの工夫

- 介護用ベッド、褥瘡予防マットやエアーマットを利用

皮膚の圧迫・ズレ・湿潤への対策機能や、ベッド上で処置やリハビリを行うときだけエアーマットを硬くする機能、マットの端を硬くすることで端座位※を安定させる機能

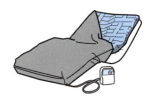

等々、身体の状態や病気の進行度により選択します。
　高さの調節できるベッドを利用するのもよいでしょう。

※ 端座位　ベッドに腰をかけて足を下に垂らす姿勢のこと

● ベッドの位置は、壁際につけず、ベッドの四方から介助の手が入れるようにスペースを空けて設置

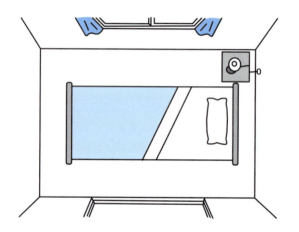

+Care ベッドを置く場所

　　自宅で最期まで過ごすことを決め、退院することになったYさん。介護用ベッドは、トイレの位置や家族との距離を考えて、リビング近くの和室に設置することが勧められました。しかし、Yさんは今まで使用していた2階の部屋が良いと選択されました。退院後訪問してみると、Yさんの部屋は階段の上にあり、リビングからもトイレからも離れた場所でしたが、部屋の中には趣味の道具がたくさんあり、散らかった中にも今まで大切にしてきた物でできた「秘密基地」のようでした。Yさんがこの部屋に帰って来たかったことがよくわかりました。

- ●クッションなどにより体位を整え、保持する

 いろんな大きさ、固さのクッションを活用して、本人が望む、楽な姿勢をとってもらいます。

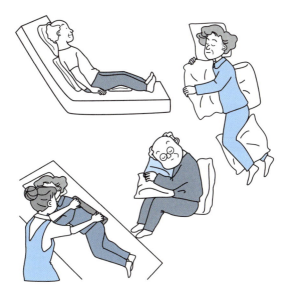

> **+Care ケア 本人の好みの寝心地＝良肢位とは限らない**
>
> 　　　本人好みの姿勢ばかりしていると同一体位になりやすく、結果的に褥瘡や関節拘縮による痛みから、身体を動かされることが苦痛になってしまいます。なるべく寝返りを手助けし、体位を変えたほうがよいのです。しかし、病巣からくる痛み、吐き気、腹満感、浮腫によってその人固有の「幾分つらくない姿勢」があります。本人の安楽さと予防的な良肢位を合わせた着地点をそのつど見つけていきましょう。

● 福祉用具の活用

介護をしやすく・される側も心地よく介助されるために、スライディングシート等の福祉用具を活用します。

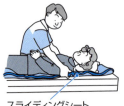

スライディングシート
（内側が滑りやすくなっている）

● 着替えやすく心地よい寝間着で

寝衣は、少し大きめのサイズで伸縮性があり、前開きのものが着替えやすいです。また、汗を吸いやすい生地のほうが体温調整しやすいです。

腹水や浮腫などがある場合、ズボンのゴムや下着の締め付けに気をつけましょう。ゴムを緩めたり、生地を一部切ったりするのも方法の一つです。

+Care レジ袋

介護用ベッドに寝ていると、背もたれを上げるたびに体全体の位置が足側に下がっていきます。寝ている人を元の位置に戻そうとしても、体とシーツの摩擦でなかなか動きません。スライディングシートがないときは体とシーツの間にレジ袋を入れるとうまく滑ってくれます。

+Care 背抜き

介護用ベッドに寝たまま背もたれを上げると、体がベッドに張り付いて動けなくなります。壁に体が張り付いたような圧迫感があります。その状態で食事をするのは難しいのです。背中とシーツの間に手のひらを差し込んで、背中をなでるようにしてシーツと体の摩擦を解いてください。とても楽になります。

● やさしくマッサージや関節の他動運動をする

皮膚の表面をやさしく滑らせるようにボディクリーム等を塗ると程良いマッサージとなり、脆弱となった皮膚を保護しながら血行が良くなります。

また、関節は、曲げたまま・伸ばしたままとなっていることもあるため、介護する人が時折曲げ伸ばしをして、固まっていないか確認しましょう。ただし、すでに「赤くなっている」「熱を持っている」「皮がむけている」等の異常があるときは、刺激しないようにしましょう。

● とにかく観察する

本人は皮膚の感覚が鈍くなることや、痛みを伝えられないこともあるので、介護する人が気づくことが大切です。「赤くなってないかな？」「乾燥してる？　湿ってる？」「冷たい？　熱い？」「布団の中の温度はどうかな？」「どういうときに表情が変わるかな？」等、いつも側にいるから気づくことや、たまに来るからわかることがあります。みんなの目で見ましょう。

> **プラス +Care ケア　身だしなみと尊厳**
>
> 訪問介護員Wさんが、難病により自宅で寝たきりとなっている女性の着替えをしていました。しなる腕に袖をスルリと通し、襟元を整え、背伸びをさせるように背中の皺を取り除く。Wさんが着付けのようなケアをすることで、その女性は凛とした表情になっていきました。女性は健康なときと変わらず今も、母として妻としてそこで家族を見守っている。Wさんはそんな彼女の背中にそっと手を当て、応援しているかのように見えました。ケアにはメッセージが込められているとしみじみ感じます。

5 苦しみを和らげるために（ケアの工夫）

困った 食べられない

終末期には、食べることが難しくなる、または苦痛になることがあります。「生きて欲しい＝食べて欲しい」という周囲の願いに追われることもあります。

🍀 食べられない理由を考えて安全に支援する

食べられるものを一緒に探し、食べやすく工夫し、口に入れ飲み込めたことを喜び合う。その二人三脚が生きる力になることもあります。

口や咽頭は呼吸の通り道でもあるため、食べることは「命がけ」の行為でもあります。なぜ食べられないのかを考えて、安全に支援できることが必要となります。

🍀 口の中の問題で食べられない

「味がしない。しみる」

薬の副作用で味覚が変化し、甘みを強く感じたり、口内炎や義歯が合わなくなって痛みが出ることがあります。また、唾液が減り、口の中の乾きや汚れが強くなって上手く食べられないこともあります。

ケアの工夫
- 味付けを味覚に合わせる（甘みはダメだけど出汁だけなら食べられる等）
- 食べ物の温度（冷たい、温かい、常温）を好みに合わせる
- 義歯を調整する
- 口腔ケアを工夫する

●口腔ケアの工夫

①歯磨き

　歯肉の状態によりブラシの毛の硬さを調整します。

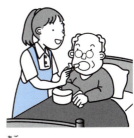

　出血しやすい部位に汚れが多いので、やわらかい毛のブラシで汚れをよく落とします（出血傾向の場合を除く）。

　口腔内は代謝が活発なため、上顎部（あご）や頰の内側もスポンジブラシ等でぬぐいます。特に食べられないときほど汚れがつきやすくなります。

②保湿剤

　口の乾きには、口腔内用の液状またはジェル状保湿剤を塗ります。

+Care プラスケア　口腔ケア用品のいろいろ

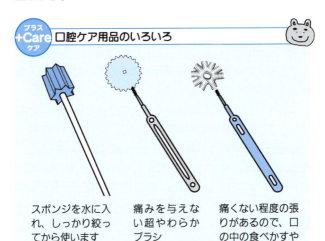

スポンジを水に入れ、しっかり絞ってから使います

痛みを与えない超やわらかブラシ

痛くない程度の張りがあるので、口の中の食べかすや痰がよく取れます

精神的な問題で食べられない

「食べようとしない」
　抑うつや、認知機能の低下により、食べる意欲が湧かない、食べ物であることがわからない、食べ方がわからないという状況かもしれません。

ケアの工夫

- 食べきれるだけの量にする
- 小皿に少量ずつ盛り付け、食器の柄や食材の彩りを工夫する
- 一緒に食べることで、食べ方を示す。「温かい味噌汁ですよ」等の声かけをして説明する
- 便秘や痛み、呼吸困難が隠れていることもあるので、他の症状に注意して観察する

嚥下機能の問題で食べられない

「飲み込めない。食べると咳が出る。むせる」
　嚥下反射や舌や咀嚼（そしゃく）に問題があるのかもしれません。食事よりも水分のほうがむせやすいことも多いようです。
　また、「起き上がれないので、食べることや飲むことが難しい」という声を聞きます。しかし、体力や筋力の低下では姿勢だけでなく、嚥下機能も同時に低下していることが多く、「口に入れたままいつまでも飲み込まない」「飲み込んだあと、喉でゴロゴロしている」という場合があります。

ケアの工夫

- 食べ物が口の中でバラバラにならず、まとまる工夫をする
  ［例］刻んだ食物は片栗粉やくず粉であんかけに

- 水分は咽頭（のど）をゆっくり流れるように、とろみをつける
- 半固形（プリンやゼリー状）の栄養剤を利用する
- 食事をするときの姿勢を整える
- 誤嚥性肺炎等の危険があるため、医師に相談する

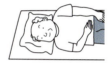

食べるときの姿勢

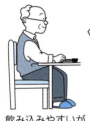

飲み込みやすいが疲れやすい

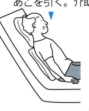

背もたれは30〜60度。枕を高くし、あごを引く。介助でゆっくり食べる

体を起こせないときは、横向きで少しずつ食べる

消化、吸収、代謝の問題で食べられない

「食べたくない。食べると気持ち悪くなる」

食事や水分を摂取しても身体が栄養として取り込めない状態になっているのかもしれません。無理して飲み込んでも、浮腫や嘔気（はきけ）などの不快な症状が出たり、かえって体力を消耗してしまうこともあります。

ケアの工夫

- 氷など、食事以外のものを口にしたくなることも多いので、本人に口にしたいものを聞いて好みに合わせる
- その際は、「栄養のあるもの」にこだわらない
- 主治医と病状も含めて話し合う

> **+Care ケア** 「少しでも食べないと!」「あと一口だから食べちゃって!」には要注意
>
> 食べることが苦痛になると同時に、「食べて」「食べてくれない」と言われること自体が苦痛になることがあります。また、食べたくないときは嚥下状態も悪くなり、「あと一口だから食べちゃって」で誤嚥する場合もあります。残りわずかとなった時間をどのように過ごすかという時期に「食」で家族と本人の格闘となることも。「食べられないことも、自然なこと」として受け入れ、穏やかな時間を選ぶのも、生き方の一つなのかもしれません。

困った トイレまで行けない、トイレに間に合わない

終末期は病気によって動けなくなる速度が異なりますが、特にトイレ事情については、その人の考え方が排泄の自立度を大きく左右します。

❁ そのつど考えていく

排泄の問題は、不自由になっても、自分からあまり言い出せないことがあります。また、家族でも指摘しにくいものです。尊厳を傷つけない配慮がそうさせているのだと思います。

どのような方法を選択するかは「そのときになったら、そのつど考える」という状況になることが多くあります。「さりげなく見守りながら、一緒に考える」「そっと準備しておいて、さっと手伝う」そんな支援をめざしてみてはいかがでしょうか。

🍀 どう困っているか聞いて介助する

「トイレで用を足す」ことには、さまざまな動作が含まれています。浮腫で身体が重い、曲げられない、痛みがあって座っていられない、呼吸が苦しくて動作が休み休みになり間に合わない等、身体の状態によって、手助けが必要な部分は異なります。

・トイレまで移動する
・トイレで向きを変える
・ズボンや下着の上げ下ろし
・便座に座る、立ち上がる
・トイレットペーパーでふく

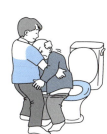

これらのことで困っていないか、どの動作が苦痛かなど声をかけて、介助しましょう。そして、車いすや手すり等必要な福祉用具を検討しましょう。

🍀 トイレ以外での排泄を考える

尿意・便意があいまい、回数が多い、トイレへ行きたいタイミングに介助する人がいない、夜は介護者をなるべく起こしたくない、などの事情により、トイレ以外での排泄を考えるようになります。

選択は人それぞれになりますが、本人の意向、介護(家族や介護サービス、医療的ケア等)の量や身体の状態により、準備していきます。

ケアの工夫

- ベッドサイドでポータブルトイレ

　いすのように部屋に馴染む木製のものや軽くて掃除や移動が楽な樹脂製のものもあります。

- ベッドサイドやベッド上で尿器
- おむつ

　各おむつメーカーのホームページ上の「当て方の説明」がとても参考になります。ぜひご覧ください。

- 膀胱留置カテーテル

　尿道からカテーテルを挿入し留置しておき、尿は管の先に付けた尿バッグに溜まるしくみです。バッグの尿を捨てるのは医療行為ではありません。

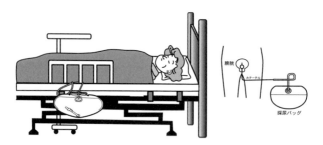

- 浣腸、坐薬

　「トイレに行かないと便が出ない」場合、ベッド上で浣腸や坐薬を使い便意を誘発し、排便のきっかけをつくることもあります。

困った 風呂に入れない

日本人には入浴の習慣があります。皮膚の手入れは大切な日常動作の一つです。負担のかかるケアですので、患者本人のその日の体調に合わせて、部分的に行うことも考えていきましょう。

🍀 体の状況によって入浴の方法を検討する

皮膚は体温調整する機能や感染予防の役割を持っています。また、外部からの刺激や衝撃を感知し体の中を守っています。皮膚は「人体で最大の臓器」と言われ、その面積はおよそ畳1枚分にもなります。その手入れをするのですから大変です。

風呂には人によっていろいろな意味があります。体を洗うことで爽快感を得たり、良い匂いがして気分転換できたり、湯に浸かってリラックスしたり、温まって顔色が良くなったり、寝る前の儀式であったり…。一方、面倒であったり、「体力を使い疲れるので、あまり好きじゃない」と言う人もいます。

入浴は活動量の大きい行為となるため、体の状態により過度な負荷となることがあります。また、浴室は足場が滑りやすく、転倒時も湯水や硬いタイル等でケガをしやすいというリスクがあります。本人の意向（不安や希望）をよく聞き、病状等の医師からの注意を確認し、介助する人の意見も含め、サービス利用の選択や方法をチームで考えていきましょう。

ケアの工夫

- 起き上がったり移動したりできるとき
- 手すり、シャワーチェアの設置
- 訪問入浴サービスを利用する

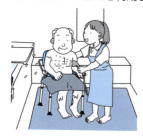
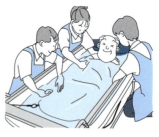

- 椅子やベッドの端に座り足浴・手浴

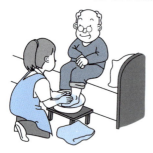

ケアの工夫

- ベッドに寝たまま行う場合

　ベッドで寝たまま清拭（せいしき）等を行うには、水がこぼれない工夫が必要になります。温めたタオルで包んで蒸す・ふく、おむつや防水シートを敷いて洗う、というケアになります。

- 清拭（身体をふくこと）

　濡らしてしっかり絞ったタオル数本をビニール袋に入れ、

電子レンジで温めると、蒸しタオルができます。程良い温かさにして身体を拭きます。その際、少し湿った肌は体温が下がりやすくなるため、掛け物等で保温しながら行います。ふいたあとはクリームで保湿します。

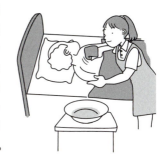

・洗髪

ベッドで寝たまま頭の下におむつを広げお湯をかけ、シャンプーを使って洗います。髪が多い場合は、タオルやティッシュで泡をふき取ってから流すとお湯が節約できます。

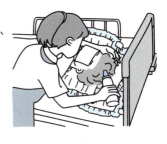

・陰部洗浄

500mlのペットボトルにお湯を入れ、複数の穴を開けたキャップを閉めると、ジョウロのように使用できます。おむつを敷いて上から洗い流します。

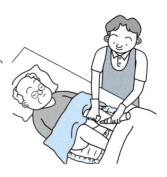

・手浴・足浴

　湯に浸かる方法と、蒸しタオルに手足を包み、ビニールを被せて温める方法があります。

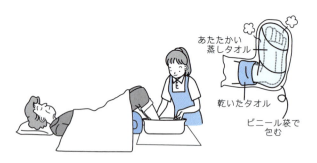

あたたかい蒸しタオル
乾いたタオル
ビニール袋で包む

+Care プラスケア フットケア

毎日足の観察をする

　靴下を履いたり脱いだりするとき・入浴時・爪を切るときなどに行いましょう。足の表面だけでなく、指の間、足の裏側も目で見て触ってみてください。傷・やけど・タコ・いぼ・水虫・皮膚の変色・むくみやむくんだ皮膚からの浸出液等がないかをチェックしてみましょう。

足を清潔に保つ

　足の裏、指の間もていねいに洗いましょう。洗うときのお湯の温度は37〜39℃程度とし、熱くなりすぎないように注意しましょう。洗ったあとは水分をよくふきとってください。

爪を正しく切る

　爪はまっすぐに切り、角を深く切り込み過ぎないようにしましょう。深爪しないように指先と同じ高さとし、爪の周囲の皮膚を傷つけないように硬い爪や肥厚した爪、変形

している爪などは無理に自分で切らず、
家族や介護者に切ってもらいましょう。

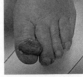

爪の肥厚と
変形（爪白癬）

皮膚乾燥予防

保湿クリームなどを使用し、カサカサやひび割れなどがないように気を付けましょう。特にむくみのある方は常に保湿状態にあるようにしましょう。

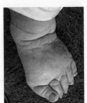

むくみにより皮膚が薄く
弱くなり傷つきやすく

やけどに注意する

こたつやあんか、湯たんぽなど直接皮膚に当たらないようにしましょう。使い捨てカイロによる低温やけどにも注意が必要です。

歩くときの注意点

靴は自分に合ったものを履きましょう。靴を履くときは、中に小石など異物が入っていないか確認してから履き、けがをしないように注意しましょう。はだしで歩かず靴下を履くようにしましょう。

異変が出たら、すぐに医療機関に相談してください。

協力：小尾加奈

ケアのつぶやき　食べるだけではない、野菜の効用

「胸に痛みと腫れと熱い感じがあって苦しい」と言っていた乳がんの女性。キャベツの葉っぱで乳房をくるりと包み込んでいました。葉っぱが熱を取ってくれて痛みが和らぐのだそうです。野菜は偉大ですね。

5-2 終末期にみられる苦しい症状へのケア

困った 痛みがある

終末期になると、さまざまな痛みが生じます。ここでは、体に生じる痛みなどの症状を中心にお伝えします。

🍀 痛みは身体の異変を伝えるサイン

痛みは、体の組織が損傷したり、組織が損傷する可能性がある場合などに生じます。痛みは、苦しい症状ではありますが、体に何らかの異変が生じていることを知らせてくれるサインでもあります。

● その人にしかわからない

人は自分の痛みはわかっても、他人の痛みは体験できません。その人が「痛い」と訴えたとき、「痛そうにはみえないな」「いつも痛いと言っているな」と自分の感覚で判断しては、本当の痛みを理解できません。

● 痛みを口にしない人もいる

また、「このくらいの痛みは我慢しないと」とか「薬をこれ以上増やしたくない」と考えて、痛みを訴えない人もいます。言葉だけでなく身振りや表情もよくみて、その人の痛みに気づき、早めの対応ができるとよいでしょう。

🍀 どのような痛みか

訪問診療医や訪問看護師に、どのような痛みが生じてい

るのか、何が原因なのか、気をつけることは何かなどを確認します。

● 痛む場所を知る

　まず、痛む場所を教えてもらいます。体が動かしにくい場合は、「右膝のあたり」とか「背中の下の方」というように話してもらいます。可能なら、痛む部位に触れてもらったり、指し示したりしてもらうとよいでしょう。

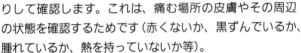

　痛む場所が特定できたら、介護者もその場所を直接見たり触れたりして確認します。これは、痛む場所の皮膚やその周辺の状態を確認するためです（赤くないか、黒ずんでいるか、腫れているか、熱を持っていないか等）。

　認知症やせん妄があり、会話が難しい場合は、痛がっているときの言動や表情、動作をよく観察します。たとえば、常に眉間にしわが寄っている、緊張していたり不機嫌な表情や言動が増えた、不眠が続く、体の向きを変えたり車いすに移るときに痛そうにする、体を動かすことそのものを嫌がる、いつも同じ向きで寝ているなどは、痛みやその場所を知る手がかりになります。

● 痛みの感じ方を知る

　痛みの感じ方は、私達が日常で痛みを体験するときと同様に「ズキズキ」「チクチク」「頭が重い」「しびれる」等で表現します。表現が難しい痛みもありますが、その場合は、「触られると嫌な感じですか？」「どのような感覚ですか？」等

の質問をしながら、痛みを言葉で表現してもらえるよう援助します。

感じ方による痛みの分類

内臓痛	重苦しいような鈍い痛みで、痛む個所もぼんやりしている。がん自体の痛みのことが多い 【例】膵臓がんの腹痛、消化管の炎症等
体性痛	ズキズキするような痛みで、痛む部位もはっきりしている。動かすと痛むような痛み 【例】骨転移の痛み、骨折、打撲、切り傷等
神経障害性疼痛	電気が走るような痛みやしびれるような痛み 【例】がんの神経への損傷、帯状疱疹後の痛み、糖尿病性神経障害等

痛みは、1つが単独で存在するのではなく、多くの場合それぞれが複雑に絡み合っています。また、以前から持病の痛みを抱えている人もいます。たとえば、変形性膝(ひざ)関節症や肩関節周囲炎等の痛み、腰椎(ようつい)圧迫骨折等による痛みなどです。痛みによって使用する鎮痛薬の種類が異なるので、服用する薬の数が増えることもあります(➡P.128)。

訪問診療医や訪問看護師に、本人が抱える痛みの原因や種類、ケアするときの注意事項等をあらかじめ伝えておくと、痛みのコントロールに役立ちます。

✿ どの程度痛いのか

痛みの強さは、どのくらい痛いのかを知るために必要な事柄です。たとえば、「痛み止めが欲しいくらい痛い」と言っても、他人にはそれがどの程度の痛みなのかを理解できないのです。そこで、痛みの強さを共有するための道具(スケール)を使うことがあります。

• Numerical Rating Scale (NRS)

痛みの強さを0から10の11段階に分け、痛みが全くないのを0、考えられる中で最悪の痛みを10として痛みの点数を問います。0は痛みなし、1～3は軽い痛み、4～6は中等度の痛み、7～10は強い痛みという目安です。この方法は、意思疎通ができる状態の方には使用できますが、認知機能が低下していたり、せん妄状態の方には使用が難しいとされています。

| 0 | 1 | 2 | 3 | 4 | 5 | 6 | 7 | 8 | 9 | 10 |

• フェイススケール

痛みの強さを0から5の6段階とし、各数値を顔の表情で示し視覚的に評価します。子供や痛みをうまく表現できない方には使いやすい評価方法です。

0＝まったく痛くない

1＝ちょっとだけ痛い

2＝もうちょっと痛い

3＝もっと痛い

4＝かなり痛い

5＝ものすごく痛い

🍀 どんなときに痛いのか

痛みが複雑になると、どんなときに痛いのかをうまく伝えられないことがあります。その場合は、いくつか質問をしてみましょう。これらの質問は日常生活での困りごとを知るうえでも役に立ちます。質問の例を挙げてみます。

痛みに関する質問の例

睡眠
- 痛くて眠れないことはありますか？
- 痛みで起きてしまうことはありますか？
- 寝返りをすると痛みますか？

清潔行為
- 洗面所に、顔を洗いに行けますか？
- お風呂に入る・シャワーを浴びるのがつらいですか？
- 体を起こして歯磨きができますか？

食事
- いすに座って食事ができますか？
- 食事の前後で痛みはありますか？

排泄行為
- 歩いてトイレに行けますか？
- 排泄時に痛みはありますか？

> **+Care ケア** 痛みの緩和目標

終末期に現れる痛みには、複数の要因が絡んでいるので、すぐに痛みのない状況にすることは難しいのです。痛みのコントロールは一朝一夕にはいきませんが、ゴールに向かって目標を立てることは大切です。
第1目標：痛みで睡眠が妨げられない
第2目標：安静時に痛みを感じない
第3目標：動いても痛みを感じない

ケアの工夫

● 医師の指示通りに薬を使う

痛みがある場合、事前に医師から薬が処方されていることが多いでしょう。薬の作用や使用方法について知り、医師の指示に従って薬を使用することが痛みを和らげる近道です。誤った使い方をすると、薬の効果が半減することもあるので、必ず薬剤師や訪問診療医、看護師等に確認しましょう。

● 副作用対策もしっかりと

痛みの治療薬には、副作用もあります。たとえば、がんの痛みに麻薬性鎮痛薬を使う場合、吐き気、便秘、眠気等の副作用が現れます。そのため、あらかじめ、下剤、吐き気止めなどの薬が処方されます。

特に下剤は便秘にならないようにしっかり服用します。眠気については、予防薬はありませんが、数日で眠気も少なくなりますので様子をみます。吐き気は、飲み始めや増量時に出やすいのですが、1週間程度で症状はおさまってきます。薬が効果を発揮する前に副作用が現れてしまうと、さらに苦痛が増すので、副作用対策も十分に行います。

● 痛みが増さない体勢を工夫する

　体を横に向けたり起こしたりしたときに、痛みが少なく楽な体勢を保つには、クッションや座布団等を使います（→P.157）。

　体がぐらつくことで痛みが増すこともあるので、痛む部分がきちんと固定されるようにします。また、体をひねったり、曲げたりすることも痛みの原因になります。不用意に動かして痛みが増すことのないよう、事前に体のどの部分が痛むのかを把握しておきましょう。

● 温めたり、冷やしたりする

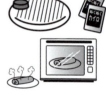

　患部を温めたり冷やしたりして痛みが和らぐこともあります。温めるときは、低温やけどなどを起こさないよう、温度に十分注意し、患部に直接当てないようにします。同一部位に長時間当てると低温やけどになるので注意します。

　なお、炎症部位の保温は、炎症の悪化につながるためお勧めできません。温めたり冷やしたりする前に、医療者に確認しましょう。

● 痛みの原因がわからない場合は

　緊急の対応を要する痛みとしては、消化管の閉塞（へいそく）や穿孔（せんこう）による腹痛、腫瘍（しゅよう）の脊髄（せきずい）圧迫による疼痛、発熱に伴う頭痛や関節痛等があります。他にも予測外の痛みが出現することはあります。急激に現れた原因のわからない痛みなどは、医療者に相談しましょう。なお、痛みに限らず、わからないこと・不安なことは医療者に相談してください。

困った 熱がある、発熱

体温は、通常35〜37℃に保たれています。37.5℃以上が発熱、38℃以上が高熱です。熱が出たときの対処方法を知っておきましょう。

🍀 発熱の原因はいろいろある

発熱の原因には、肺炎や腎盂炎等の尿路感染、カテーテル類の感染等が挙げられます。がんの場合、がんそのものが原因となって生じる腫瘍熱もあります。終末期になると、発熱を起こしうる病態は複数存在するので、発熱の原因が特定されにくいことも多くあります。

● いつもの体温を知っておく

毎日、体温を測る必要はありませんが、本人のいつもの体温は知っておくと役立ちます。たとえば、「体温はいつも36.5℃から37℃くらい」と把握していると、それより高い熱が続いたり、突発的に高い熱が出たりした場合、医療者に伝えやすくなります。

ケアの工夫
● 悪寒戦慄のときは保温

体温が上昇するときに生じる悪寒戦慄（全身がぞくぞくして震えるような症状）は、かなりの苦痛を伴います。体温が逃げないよう布団を多めにかけたり、電気毛布や湯たんぽ、電気あんか等で保温します。

● 悪寒戦慄がおさまったら、身体を冷やす

悪寒戦慄がおさまる頃になると、体温はほぼ最高点に達するので、再び体温を測定します。体はとても熱くなって

いるので冷やし始めます。この場合、頭部、腋窩（わきの下）、鼠径部（太もものつけね）等に氷枕や氷嚢を用いるとよいです。また、室内の温度調整にも配慮します。冷やしすぎは体力を消耗させるので注意しましょう。

● 汗で身体が冷えないように

　発熱すると、大量に汗をかきます。汗で湿ったままの衣服は体を冷やし体調を崩します。解熱のタイミングをみて、汗をふき着替えます。

● せん妄等に注意

　高齢者や体力低下のある方が発熱すると、せん妄（意識障害）を一時的に起こすことがあります。この場合、注意力が低下して、寝ぼけたり落ち着きのない行動をとったりします。一人でトイレに行こうとしてベッドから落ちたり、転ぶ等の危険もあるので注意します。

> **ケアのつぶやき　モルヒネ**
>
> 　心不全の100歳近いおじいちゃん。薬をことのほか嫌っていて、呼吸困難が強くても、なかなか使ってくれません。主治医は、断られることを覚悟しながら「今の苦しさをやわらげるためにモルヒネをお勧めする」と声がけしました。すると意外にも「おお、それなら貰おう」とのこと。「戦友も苦しいときはモルヒネを使っていたんだよ」
>
> 　彼にとってモルヒネは、薬とは別物だったのかもしれません。

困った 嘔気・嘔吐

嘔気(はきけ)は、消化管にある内容物を口から吐き出したいという不快な感覚です。嘔吐(吐くこと)すると、消化管の内容物が逆流して口から排出されます。

🍀 嘔気・嘔吐は体力を消耗させ、苦痛を増やす

終末期には、70％近い人が嘔気や嘔吐を体験するそうです。その程度は比較的軽いのですが、嘔吐は体力を消耗させるので、「病気が悪くなったのか？」と不安になります。嘔気や嘔吐は体や心に苦痛をもたらすため、適切な対処が求められます。

🍀 嘔気・嘔吐が生じたときに確認すること

嘔気・嘔吐は、薬剤の副作用や体内の電解質バランスの崩れ、胃に入った食べ物の刺激、便秘、脳への転移など、さまざまな原因で引き起こされます。

● 原因を確認

終末期の嘔気・嘔吐には、複数の原因が重なっていることがあります。嘔気や嘔吐が出やすい病状の場合、すでに吐き気対策の薬が処方されていることもあります。処方薬を確認しておきましょう。

新たに嘔気・嘔吐が出た場合、その前に何か原因となることがあったか、ふり返ります（新しい薬を始めた・増やした、便秘、長期間食事がとれない、食べ過ぎたなど）。終末期の便秘は、見過ごされやすいので特に注意します。

● 嘔吐物を確認

　嘔吐物（吐いた物）を確認すると、消化管の状況の手がかりが得られることがあります。たとえば、食道や胃などの食べ物の通り道が病状の進行などで狭くなっている場合、嘔吐物は唾液や食べ物の残りかすであることが多いです。

嘔吐物の確認ポイント

色	透明／黄色／緑色／茶色／赤色（血液混じり）等
外観	唾液様／胃液様／食物のかすが混ざっている／コーヒーのような外観／ねばねばしている／さらさらしている　等
におい	酸っぱいにおい／血液のにおい／便のにおい　等

● 嘔吐の回数やタイミングを確認

　1日を通して、嘔吐の回数や時間帯、タイミングを確認して、予防や早めの対処を図ります。1日に1回程度か、1日に何回もか、朝に多いのか、毎食後か、食事に関係ないのか、体を動かしたときなのか等を確認します。

ケアの工夫

● 嘔吐物で気道がふさがれないようにする

　嘔吐したときは、嘔吐物で気道が塞がれないようにします。特に、寝ている状態で吐いた場合は、顔を横に向け口内に残った嘔吐物を自分で出してもらったり、ガーゼなどで介護者が取り除いたりします。医療用の吸引器がある場合は、吸い取ります。

● においを取り除く

　口や顔、髪に付着した嘔吐物のにおいによって、さらに気分が悪くなることがあります。濡れたタオル等でふき取りましょう。寝巻や枕、シーツ類についた嘔吐物もにおい

の原因になるので、可能な限り交換しましょう。シーツの交換が負担をかける場合は、枕の下に大きめのバスタオルを敷いて、それだけを交換することもあります。窓を開けて室内を換気したり、空気清浄機で脱臭します。

● 口の中をきれいに

嘔気がおさまったところで、うがいを促します。自力でのうがいが難しい場合は、湿らせたガーゼを使い、口の中を優しくふき取ります。

● その人に合わせた食事

食事は、食べたいものや消化の良いものを準備します。終末期に入ると、栄養をとり体力をつけることよりも、味を楽しむ、食事を通して語らうこと等が大切になってきます。本人のペースに合わせていくことが必要です。

食事の内容は、消化に負担をかけにくいもの、刺激の少ないもの等がよいでしょう。量は少なめに、食べたいときに食べられるよう小分けにしている人もいます。

> **ケアのつぶやき** 座って飲んだら、まずかった
>
> 「これは座薬なのでお尻に入れてください」と少し地方なまりのある言葉で、痛みのあるおじいちゃんに伝えた同僚医師。次の日、「あの薬はまずくて飲めねぇ。他の薬に変えて欲しい。」と困った顔でおじいちゃんがやってきました。「先生が、おしるに入れて使えと言ったので、みそ汁に溶かしたら飲めるもんじゃなかった」
>
> おじいちゃんごめんなさい。「お尻」じゃなくて「肛門」と言えばよかったですね。

困った 息苦しい

呼吸困難（感）は、息苦しい状態のことです。呼吸困難は、がんで10～70％、心疾患で60～88％、慢性閉塞性肺疾患で90～95％と高頻度で現れます。

呼吸不全と呼吸困難感がある

呼吸困難を専門的にみてみると、呼吸不全という血液データから判断できるものと、呼吸困難感という息苦しさを感じているその人の主観によるものに分かれます。

慢性呼吸器疾患等の人の場合、呼吸不全の状態にあることが多いのですが、長い病気経験のなかで低い酸素量に体が慣れて、息苦しさを訴えないことがあります。

一方で、データとしては異常な値ではないけれど「息苦しい」「息がしづらい」と呼吸困難感を訴える人もいます。

呼吸困難感があると、不安や抑うつが引き起こされることも多く、生活の質も低下します。データを通して呼吸状態を判断することも大切ですが、本人が「息苦しい」と訴える場合は、まず「苦しい」という言葉を受け止め、何らかの理由で呼吸困難感が生じていると考え対応します。

息苦しいときに確認すること

● いつから息苦しいのか

もともとの息苦しさが徐々に悪化しているのか、突然苦しくなったのか、動いたときに息苦しくなったのか等、息苦しさがいつから生じたのかを確認します。

● 日常生活への影響

　息苦しさがあると、日常生活の動作にも影響します。たとえば、食事のときに長時間座っていられない、入浴や排泄時に息が切れてしまうなどがあります。また、睡眠も十分にとれないことがあります。日常生活に及ぼす影響を確認し、どのような支援が必要かを検討します。

● どのように感じているのか

　対応が難しい呼吸困難の場合、薬を使い意識状態を調整していくことがあります。このため、息苦しさについてその人がどう感じ、どう対応して欲しいのかを確認します。たとえば、「苦しまないように眠らせて欲しい」と希望する方もいます。

ケアの工夫

● 環境を調整する

　室内の温度はやや低めに設定します。窓を開けたり、扇風機を回して風通しよくします。うちわで仰ぐ等のそよ風も心地がよいと話される方もいます。臭気も不快感につながりやすいので注意します。

　在宅酸素を使用している場合は、器具が正しく作動しているか、チューブの外れはないかなどを確認します。チューブを体の下に敷きこんでしまい、酸素が送り込まれないこともあるので注意します。器具のトラブルの可能性があれば、速やかに業者に連絡しましょう。

● 清潔ケア

　体を動かすと呼吸困難が増す場合、清潔ケアは、部分清拭（せいしき）を少しずつ行います。酸素使用中の場合は、口腔内が乾

燥しやすいので口腔ケアを行います。

● **体位の工夫**

　ベッドのリクライニングを使い上体を起こすと、横隔膜が広がり呼吸しやすくなります。布団のときは、座布団やクッション、座椅子で背部を支えて上体を起こします。

● **不安への対応**

　息苦しさは、孤独や不安を増強する原因にもなります。側にいて、呼吸のリズムに合わせ静かに背部をさすってあげると安心することがあります。

● **便秘の予防**

　便秘でお腹が張っていたり、排便時にいきむことは、息苦しさの悪化につながります。緩下剤などを使い、便秘を予防します。

● **薬剤の使用**

　対応が難しい息苦しさに対しては、麻薬性鎮痛薬や抗不安薬、ステロイド剤等の薬剤を使用することがあります。

ケアのつぶやき　決してこわい人ではありません

「これから家で安心して過ごすためには、お薬を正しく飲む必要があります。ご自分で薬を取りに行くのも管理するのも大変でしょうから、訪問薬剤師にお願いしてみましょう」

「ちょっと待ってください。ヤクザ医師が家に来るだなんて…。そんな怖い人を家に入れることはできません」

困った 便秘

便秘は、生理的な排便メカニズムの異常のために、腸管内容物の通過が遅延・停滞し、排便に困難感や不快感を伴う状態です。

♣ いろいろな便秘の症状

「便が出ない」ということだけが便秘ではありません。便は出るものの、「硬い」「小さい」「いきんでも出にくい」「残便感（便が肛門に残っている感じ）」「指でかきださないと出ない」等のうち2つ以上の症状が頻繁にある場合に、便秘ととらえることもあります。

便秘は他の症状に比べ見落とされたり、軽視されやすいので注意が必要です。人によって、便の硬さや回数が異なるので、病気になる前の排便習慣を確認することも重要です。嘔気・嘔吐や腹痛を伴う便秘の場合は、医療者に相談しましょう。

♣ 便秘のときに確認すること

●原因を確認

便秘も複数の原因が挙げられます。腸管の閉塞や狭窄、電解質異常がある、便秘を起こしやすい薬を使っている、衰弱している、食事・水分が摂取できていない等です。

●排便パターンを確認

排便のパターンを確認して、便秘の予防や早期対応につなげます。排便の状況には、以下のような確認項目が挙げられます。

排便パターンの確認項目の例

最終の排便日	2日〜3日に1度の排便が望ましい
排ガス(おなら)の有無	ガスが出ない 便が出そうだがガスが出ない
腹部の張り	腹部の張りと硬さややわらかさ
便の硬さ	石のように固い 固形と液状のものが混ざっている やわらかい
排便時の困難さ	困難(かなりいきまないと出ない) 便が残る(肛門に残っている) 浣腸や下剤でやっと出る
随伴症状	腹痛　肛門痛　嘔気がある 出血がある
排便習慣	1日〜2日に1度は出る 浣腸や下剤で出ている

● 食事や水分の摂取状況

　終末期には食事や水分の摂取量がかなり減ります。摂取状況は便秘の原因につながるので、把握しておきましょう。

ケアの工夫

● タイミングを図る

　大腸の内容物を大きく動かす大蠕動(ぜんどう)は、起床時・朝食時・昼食時にピークがあります。特に、朝食後に生じる大蠕動は、重要な排便のタイミングです。朝、便意がなくてもトイレに行く習慣をつけることも工夫の一つです。起床時に水分をとって蠕動のタイミングを利用しましょう。

● 腸の動きがよくなるマッサージなど

　ホットタオルを腹部に置いて温めたり、腸がある部分に沿って「の」の字にマッサージをします。マッサージの際、痛みがないかを確認しながら、膝を曲げて腹壁の緊張がと

れた状態で行うとよいです。

終末期の方の場合、日々の運動量が減っていますが、ベッドの上で寝返りをうつ、ベッドサイドに座る等の動作をとることでも腸に刺激を与えます。

● プライバシーに配慮した排泄環境の調整

病状が進み、排泄時に他人の援助が必要になると、我慢して便秘になってしまう人がいます。状態にもよりますが、トイレに行けるよう歩行時の補助具や車いすを検討する、ポータブルトイレや便器を使用するときは他から見えないようにする、臭いに注意する等、配慮します。

● 薬剤の使用

下剤も、いろいろな種類が発売され、その人に合ったものが選べるようになりました。薬の性質上、下痢することもあります。消化管閉塞等がある場合は、下剤を使うことで状態が悪化することもあるので注意が必要です。下剤や浣腸を使用してよいかを医師に確認しましょう。

● 摘便

肛門近くまで便が下りてきているのに、硬いあるいは大きくて出せないとき、医療者が肛門から指を入れて、直腸にある硬い便を排出させることがあります（摘便）。摘便を行うときは、直腸周辺に腫瘍等の病変がないことや血小板低下等の出血しやすい状況がないこと等に留意します。

困った 浮腫（むくみ）

浮腫は、血液中の体液が血管外に漏れ出し、皮下組織に溜まった状態を言います。いわゆる「むくみ」です。

終末期には全身性の浮腫が多くみられる

浮腫（むくみ）には、全身性（両腕や体、両下肢に至る）のものと、局所性（片側の腕や足等の一部に生じる）のものとがあります。

終末期に多くみられるのは、全身性の浮腫です。全身性の浮腫は、病気のために栄養状態が悪くなったり、心臓や肝臓・腎臓の機能低下が原因で生じます。

リンパドレナージという浮腫を和らげる手技がありますが、これはおもに局所性の浮腫に用います。

浮腫が現れたときに確認すること

● 部位、程度

本人や家族が最初に気づくのは、手や足の甲の浮腫が多いようです。浮腫に気がついたときは、その他にも浮腫がないか全身を確認します。栄養状態がさらに低下したり、心臓や肝臓、腎臓等の機能低下が進むと、腰回りや背中、腹部の周辺にも浮腫が現れ始めることがあります。浮腫を確認するには、その部分を指で数秒押し当てて、離したときに指の跡が残るかどうかチェックします。

● 対応可能な浮腫かどうか

終末期に生じる全身性の浮腫の場合、ほとんどが病状の

進行と関連しているため、対応が難しいことが多いです。浮腫が現れているのが、両上肢だけあるいは両下肢だけの場合は、クッションや枕を使って浮腫がある上肢や下肢を高くして休むと軽減することもあります。

　下肢に留まっている浮腫の場合、弾性包帯（適度な伸縮性を持ち圧迫力がある包帯）を巻いて溜まった体液を戻すという対応をすることもあります。

　下肢の浮腫は、重さに加え皮膚がかなり伸ばされてしまうので、本人はだるさや皮膚のつっぱった痛みを感じています。浮腫を和らげるマッサージが希望されることもありますが、いくつかの注意事項があるので、訪問診療医に相談しましょう。

ケアの工夫

●体を動かすときの援助

　浮腫が進むと倦怠感や体の重さ等の苦痛が増してきます。このためベッドからの起き上がりや移動、入浴や排泄時には、動作を援助します。

●環境整備で危険を回避

　浮腫が増すと、起き上がりや横になるときにバランスがとりにくく、転倒の原因となります。皮膚の厚みで感覚がわかりにくかったり、ベッドサイドに座ったつもりが体の重みで床にずり落ちてしまったりします。ベッド周辺や移動範囲の環境整備も大切です。

●褥瘡予防

　全身性の浮腫の場合は、同一体位による長時間の圧迫にも注意します。除圧マットで褥瘡予防に努めます。

● 皮膚のケア

　浮腫によって、皮膚の表面が伸ばされ、皮膚がむけたり、傷がつきやすくなります。採血後に貼ったテープをはがしたあとや針を刺したあとの部分から浸出液が出てくることもあります。このため、以下のように皮膚を保護します。

皮膚の保護

保湿する	入浴後や清拭後、皮膚が乾燥しないうちに、保湿クリームを塗布する
冷やさない	血液循環が滞るため、体は冷やしすぎない
皮膚を守る	傷がつきやすいので、肌の露出を避ける
負担をかけない	ばんそうこう類を貼るときは、かぶれに注意する。はがす際には、皮膚に負担がかからないようゆっくりはがす

> **ケアのつぶやき　えっ、病院にサル？**
>
> 　入院していると毎日が同じでただただ退屈とおっしゃる方が多いので、ちょっと遊び心でサルの着ぐるみで登場してみました。「なんだあれ？」と最初は皆さん驚いた様子でした。翌日、いつも通り白衣で病室を訪れると「おサルさん、今日は来ないの？」と聞かれたので、急いで変装して再訪室すると、なんと点滴棒にバナナが一房吊るされていました。
> 　「はい、どうぞ召し上がれ」
> 　もちろん美味しくいただきました。キキッ！

困った 急変が不安だ

身体症状が急激に変化する、想定外の出来事が急変です。心肺停止、意識障害、胸痛、腹痛、吐血、下血等が挙げられます。

🍀 今後の経過と対応を確認しておく

在宅療養に入る前から、本人と家族、訪問診療医、訪問看護師、ケアマネジャー等の間では、「そのときが来たら、どうするか」相互に確認してはいるはずです。そうはいっても、急変時にはやはり動揺してしまう場合があると思います。

このため、日頃から訪問診療医や訪問看護師に以下のことを確認しておきましょう。

● これから起こりうる症状

病状の変化に沿って、今後どのような症状が現れるのか、そのときはどのような対処をするのか等を確認します。

● 急変時の具体的な対応

最初に連絡する場所はどこか、その連絡先は24時間連絡可能かを確認します。この際、訪問診療や訪問看護との間の契約内容も確認しておきます。連絡する順番に電話番号を書いた紙を目立つ場所に貼っておく人もいます。

[例] 体調が急変したら、まず訪問看護師に電話をして指示を受ける　等

本人や家族の意向をくみ取る

　終末期がさらに近づくと、本人の状況は日々変化します。在宅での看取りを決めてはいても、思いもよらない症状への戸惑いや介護疲れ等で、本人も家族も不安になることがあります。そうした気持ちを速やかに察知し、タイムリーに相談できる環境づくりが重要です。また、看取りの主役は本人と家族であること、そして最後まで揺れ動く気持ちがあり得ることをケアチームは認識し、柔軟に対応する必要があります。

> ●**本人や家族への意向の確認例**
> 在宅看取りと病院看取りのどちらを希望するのか？
> 急変時は救命処置を望むか？
> 救急車を呼ぶのか？　どこに運んでほしいのか？
> 苦痛だけをとってほしいのか？

+Care ケア 時には一緒にお茶することも

　訪問開始時に、「私達は客人ではないので、お茶はご遠慮ください」と伝えていますが、時にはお茶が出てくることがあります。特に終末期の患者・家族に関わっていると、病状が進行して、家族が本人との会話が少なくなるにつれ、家族は医療者との会話を待ち望んでいることがあります。そのようなとき、私達は、家族が思いや不安を吐露できる貴重な時間であり、大切な家族へのケアと考えて、一緒にお茶をいただくこともあります。

5-3 メンタルな部分へのケア

困った 「自分は末期がん、長く生きられない」と言われたら

相手に上記のように言われたら驚き、次に「なんて言えばいいのだろう」と悩むと思います。人によっては、言われただけで頭の中が真っ白になることもあるでしょう。

🍀 自分ができることを共に考える

そんなときはまず、深呼吸。そして考えておきたいことは、その言葉を自分に発した相手の心情です。「長く生きられない」という言葉は誰にでも言えるものではありません。打ち明ける側にも大きな勇気が必要だったことを忘れずに関わっていくことが大切です。

話してくれた勇気とそれまでの葛藤を労い、相手に対して「自分ができることは何か」を共に考えていきましょう。

● ケアする人も自分自身のケアを

ある若いがん患者の方に「先生や看護師さん、家族には元気で幸せでいてほしい。みんなが元気で幸せでないと患者も元気にも幸せになれない」と言われたことがあります。ケアを提供する人が自分自身をケアできないと、相手をケアすることは難しいのです。趣味でもほっとできる時間でも何でもいいのです。どうぞ、ご自身を十分にケアしてください。そして自分がつらくなったときに安心して自分の気持ちを話せる存在をつくってください。

終末期で在宅療養中の患者家族にどう声をかけてよいかわからない

在宅で終末期の患者をみている家族は、さまざまな困難を抱いており、想像以上に疲弊していることが多いです。

家族の抱える孤立・困難（おもなもの）

① **介護的困難**
　単身、独居、老老介護の増加、家族がいても日中は独居
② **経済的困難**
　医療費、介護保険自己負担。高齢者世帯の困窮
③ **社会的孤立**
　介護を代わる者がいない。一人で家族を看取る孤立
④ **精神的孤立**
　患者が支えの家族
⑤ **スピリチュアルな苦痛**
　なぜ自分だけが介護をしなければならないのか

● 不安や悩みを確認しながら関わっていく

家族が抱える不安や悩み、考えは多種多様なため、状況を踏まえ、家族の生活に支障をきたしていることはないか、確認しながら関わっていきましょう。家族に対して、自分が行える範囲で手伝いを申し出る、「何かある？」と声をかけるだけでも、家族にとっては心強いことだと思います。

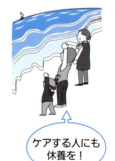

ケアする人にも休養を！

最期の写真

がんの終末期の母親を同居の息子が看ていました。母親は自分の余命が短いことを感じ、ある日息子に写真を撮ってほしいと頼みました。息子は承諾し写真を撮りました。数日後の訪問時に、母親が息子に向かって「この間撮った写真を遺影にしてほしい。パジャマを着ているので、そこは葬儀屋さんに修正してもらいたい」と依頼しました。息子は一瞬驚いた表情を見せましたが、すぐに「わかった」と言い、その言葉で母親は安心し数日後旅立ちました。

後日、弔問に伺った祭壇には、息子が撮った暖かい笑顔の写真が飾られていました。私は、母親と息子がどのような思いで、この写真を撮ったのだろうかということに思いを馳せながら手を合わせました。そしてどちらもやがて来る「死」を意識して、さまざまな思いを巡らせながら良い写真を遺すことに懸命になっている姿が浮かびました。

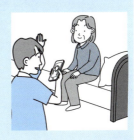

+Care 一緒に悩めばいいんです

相手を一所懸命安心させたいと思って話しても、話し方や信頼関係、話すタイミングによって相手の受け取り方はさまざま。かえって相手が悩んでしまうこともあります。相手を安心させることを目的とするより、相手と一緒に悩んでいけばよいのです。

困った 死について聞かれたとき

私自身、亡くなる患者が多い職場で働いていたためか、患者に「死」について尋ねられる機会が多く、未だに答えることに必死になっているときがあります。

🍀 答えを聞きたいのではない

患者から死について聞かれることがあります。以前でしたら、何とか答えようとしていましたが、今は、その人は私の答えを聞きたいのではなく、私が「自分と共に考えてくれる人なのかどうか」をみているのではないかと考えています。死生観の話をするときは、患者対看護師ではなく、人対人となり、自分自身の死生観についても問われているのだと思い、共に考えていく姿勢をみせます。

● 死について、身近な人と話し合ってみる

訪問時に、患者が家族の前で死について話すときがあります。家族の反応として「まだ、死ぬなんて考えないで」「縁起でもない」と拒否的な反応をする家族もいれば、黙って話を聴いて「お父さんはそんな風に考えていたんだ。初めて知った」「死のことについて考えたことなどないから良い機会になった」と肯定的な反応をする家族もいてさまざまです。

死には一般的に「つらい」「苦しい」「何もなくなる」といったマイナスのイメージがあり、死についての話題を避けたいと思うのは当然のこととでしょう。しかし、避けて通れない過程です。日頃から大切な人と死について話し合ってみませんか。

困った 「死にたい」と言われた

言われると、驚きと緊張感が高まります。「死にたい」と言われたときに考えることは、その言葉を自分に伝えようとした患者の思いです。信頼関係がある相手に、大きな勇気を持って打ち明けたことを忘れずに関わっていきましょう。

つらさを表すスケール

気持ちのつらさを表現してもらうために、国立がん研究センターが提供しているがん情報サービスのウェブサイトに以下のような「つらさと支障の寒暖計」があります。

つらさと支障の寒暖計

① この1週間の気持ちのつらさを平均して数字に丸をつけてください。

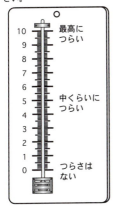

② その気持ちのつらさのためにどの程度、日常生活に支障がありましたか？

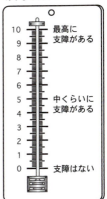

出典：国立がん研究センター　がん情報サービス https://ganjoho.jp
（国立がん研究センター精神腫瘍学グループ「つらさと支障の寒暖計」より）

左側は「つらさ」です。0がつらくない、10が最高につらいとし、今のつらさを数値で示してもらいます。
　右側は「つらさのために日常生活に支障があるか」を数値で示してもらいます。0が支障はない、10が最高に支障があるとし、今の状態を表してもらいます。
　つらさが4点以上、かつ支障が3点以上の場合、適応障害やうつ病に相当するストレスを抱えた状態と考えます。

「死にたい」というつらさはどの程度か

　うつ状態やうつ病を発症している人の中には「死にたい」と希望するいわゆる希死念慮を訴える方もいます。自殺のリスクを推測するために、患者が、自殺に至るまでの過程の中で、現在どの過程にいるかを評価するのはとても大切なことです。
　自殺に至るまでの背景を確認し、患者の抱えている苦痛に危機感を感じたら早めに専門家に相談しましょう。

自殺に至るまでの過程

絶望感 → 人生には生きている意味がない → 受動的な希死念慮 "死ねたらいいな" → 希死念慮 "死にたい" → 自殺の計画 → 自殺企図 → 自殺

出典：山田祐（上村恵一、他編集）『がん患者の精神症状はこう診る　向精神薬はこう使う』、株式会社じほう、2015年 p.198

それぞれの看取り つらい思いを聞くことで

がん末期のシングルマザーKさんに、訪問診療を行っていました。病状の進行と共にKさんは、「身体がだるくてつらい。亡くなった両親に早くお迎えに来てほしい」「早く終わりにしたい」と訴えてきました。しかし、同居の二人の娘たちの前では気丈に振る舞い、つらい身体症状を抱えながらも朝早くから弁当をつくり、家事をこなしていました。

危機感を覚えた私達は、定期訪問のほかに、近くに行った際に立ち寄り様子をみました。少しでも楽になればと願いながら、体の苦痛には薬剤調整やマッサージ等を行いました。Kさんは経済的な悩みも抱えていたので、医療ソーシャルワーカーに介入してもらい、負担を軽減できないか検討し、協力してもらえる人も探しました。

訪問診療時に娘が同席してないことが多く、娘が病状を理解しているかは不明でした。そこで、娘にKさんの思いを伝えたところ、娘は全て知っていたのです。娘は医療者に話を聴いてもらったほうがいいと判断し、あえて訪問診療のときに同席しなかったようなのでした。

私たちはKさんに娘の思いを伝え、つらい思いを話してくれたことを労いました。思いを聴いたKさんは笑顔で「頑張らなくちゃ」と話し、自分が亡くなったあとに生活に困らないよう手続き、生活の注意点などを記載したノートを遺すことができました。さらに娘一人ひとりにメッセージを書き、笑顔の写真を撮り旅立ちました。

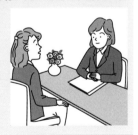

Column 終末期に点滴は必要なのか

　食事(栄養)量が減ると、家族は本人が「つらいんじゃないのか」と感じたり、「何もしてあげられなかった」と自責の念にかられたりして、病状の進行についていけなくなることがあります。「食べられればまだ頑張れる」「点滴をすれば元気になる」と考え、食べることに期待する傾向もあります。しかし、人は徐々に食べられなくなります。

　抗がん剤などでの治療中や、仕事や身の回りのことを自分でできる時期は、しっかり栄養・水分を摂取します。はきけや味覚障害などがあっても、薬を使ったり食べやすいものを工夫するなどして、体力を維持します。

　病状が進行し、風呂やトイレなど身の回りのことが難しくなると、徐々に食事がとれなくなります。その頃には活動量も少なくなるので、栄養や水分も徐々に減らします。嚥下(飲み込み)も悪くなり、肺炎の原因となります。

　亡くなる直前に点滴が多くなると、痰が絡み、よけいに息が苦しくなったり、腹水でお腹がパンパンになったりすることがあります。適切な時期に適切な栄養・水分を入れることが重要です。本人や家族の訴えを聞きながら、医療者のアドバイスを受けてください。

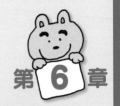

第6章

亡くなるまでに 考えておくこと、 準備しておくこと

意思を伝えてくれる代理者をつくっておく

判断能力がなくなったとき、考えや希望を代弁してくれる人はいますか？ 生き方・死に方についての考えをあらかじめ誰かに伝え、自分らしく人生を終えられるようにすることはとても大切です。

🍀 家族のためにも自分の意思を伝えておく

こんな治療やケアを受けたい、こんな風に死にたいと願っていても、認知障害や意識障害などで正常な判断ができなくなってしまったら、実現するのは困難です。

どういった医療を受けたいか、自分の最期をどのように迎えたいかなどを周囲の人にあらかじめ伝えておくことは非常に大切です。それは、本人のためでもあり、また代理決定を任された家族のためでもあるのです。

今、おひとりさま世帯も増えています。おひとり様の場合は、自分の考えや意思を代理で決定してくれる血縁関係のない他者に、はっきり伝えておく必要があるでしょう。

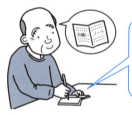

言葉で伝えるだけではなく、ノートなどに文章化して残しておくことをお勧めします

元気なときから意思を示す

Lさん（85歳）は妻と息子夫婦と同居しています。もともと高血圧と糖尿病があり、頭部CT検査で小さな脳梗塞がいくつも認められていました。数年前から物忘れや勘違いなどの症状が出始めましたが、日常生活には特に支障はなく、家族に見守られて日々楽しく生活していました。認知症と診断されて薬を飲んでいましたが、健忘はどんどん進行し、何をするのも面倒がり、今何をしていたのか、何をどうしたらよいのかもわからなくなりました。人の顔も忘れるようになり、家族との会話も少なくなって、何をするでもなく一日中ボーっと過ごしています。最近は食事のときにむせこむようになり、食事量も減ってやせてきました。起き上がりも困難で、排泄はおむつを使っています。

Lさんは健康なときから、「もし体が衰えて身の回りのこともままならなくなったら、家族に面倒をかけたくはないが、できれば家で死にたい。もし病気で回復の見込みがないときは、食べられなくなったらそれで終わり。点滴や人工的な栄養補給はやめてほしい。延命処置は一切お断りだ。自然のまま人生を全うしたい。入院はしたくない」と繰り返し家族に話していたそうです。

家族は本人の意思を尊重して、自宅で看取ることを決めました。訪問診療や訪問看護などの在宅サービス、また疲れたときなどに数日のレスパイト入院を利用しながら、自宅での介護を続け、Lさんは家族に見守られて眠るように旅立っていきました。

本人に希望を聞く機会がなく、家族は後悔

　Mさん（78歳）は糖尿病、高血圧、慢性腎機能障害で内服治療をしています。妻を1年前にがんで亡くし一人暮らしをしています。長女は遠方に住んでおり、普段はなかなか会えませんが、時々電話をかけてきてくれます。

　ある日、いつも通っている囲碁の会に参加しているときに、急に意識を失って倒れてしまいました。病院に緊急搬送され脳梗塞と診断されてすぐに治療が開始されました。しかし数日たっても意識が戻らず、眠りから覚めません。口からものを食べることは不可能です。

　寝たきりになってしばらくして病院から病状説明があり、回復の見込みはないだろうと伝えられました。そして今後の療養や延命治療について相談を受けました。

　長女は、いずれMさんに「人生の最後をどうしたいか」聞かなければならないと思っていましたが、同居ではなく、なかなかその機会が得られないままでした。今となっては、Mさんから直接希望を確認することはできないので、長女が代理意思決定をすることになります。

　「父とこうしたことについてゆっくり話したことがないので、自分の考えはありますが、それが父の望んだことと同じと言えるかどうか自信がないのです」

　「自分としては自然に任せて苦しまないように母のもとに送ってあげたいと思っているのですが、父は意識がなくてももっと生きたいと考えているかもしれないし…」

　「何をどう選択しても、あくまでも私の判断でしかなく、どんな結果になってもずっと後悔が残りそうです」

　長女の代理意思決定により、積極的な栄養（胃ろうや経管栄養、中心静脈栄養）はせず、つらい症状を取る対症療法のみ行い、延命治療も行わず自然に任せることになりました。静かで穏やかな旅立ちであったようですが、長女は今でも自分の判断が正しかったのか悩んでいるそうです。

後悔したままで人生の幕引きをしてもいいの？

嘘をついて相手を傷つけた、親友を裏切った、浮気した、親にひどいことをして苦労をかけた、子供を置いて家を出たなど、悔やんでも悔やみきれない過去の行いで悩み苦しんでいるのなら、思い切って謝ってみてはどうでしょう。心の重荷をそっとおろして旅立つことができるかもしれません。

心からの「ごめんなさい」

かつての裏切りやうそなどで、人を傷つけてしまったことを後悔していて、人生の最後に迷惑をかけた相手に謝罪し、許されたいと思う人は少なくないようです。伝えられるうちに、心からの「ごめんなさい」を伝えてみてはいかがでしょうか。すぐに許されることはなくても、きっと気持ちは伝わるはずです。

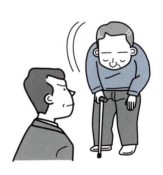

許されても許されなくても、謝るなら今！

　Nさんは肺がん終末期で、少し動いただけでも息切れがする状態です。彼は若い頃、奥さんと離婚し、息子を置いて家を出ました。他の女性と再婚しましたが、いつも頭にあるのは残してきた一人息子のことだったそうです。

　何度も会いに行こうとしましたが、自分を恨んでいるに違いないと思うと、申し訳なさで気持ちが萎えてしまい、会うことはできませんでした。そうこうするうちに母子は転居し、連絡が取れなくなってしまいました。再婚した妻は数年前に胃がんで亡くなり、Nさんは一人暮らしです。

　家を出てから35年が経過し、自分の命の限界が見えたとき、彼は最後に一目息子に会って謝りたいと思い、必死で息子の居場所を探しました。そして、ようやく再会の日がやってきました。もしかすると息が苦しくなって話ができないかもしれないからと、彼はやせ細って震える手で息子に手紙を書いていました。

　息子との再会の日が来ました。幼いときに別れた息子は立派な大人の男になっていました。しばらく沈黙が続いたあとでNさんは「苦労をかけてすまなかった」と頭を下げ、手紙を手渡しました。しかし、その手紙は息子に読まれることなく、そのままゴミ箱に投げ入れられました。Nさんが動揺することなく「会えてうれしかった。ありがとう。元気で」と伝えると、息子はそのまま部屋を出ていきました。

　Nさんがつらい思いをしているのではないかと心配していると、「たとえ許してもらえなくても、心から謝まることができたことが自分にとっては大事なんだよ。これで心残りなく旅立てる」と彼は言いました。

素直に自分の思いを伝えてみる

みなさんは、自分の気持ちを素直に伝えることができますか。いつも一緒にいる人、互いによく知る相手に改まって自分の思いを伝えるということは、「照れもあってとても難しい」とよく言われます。しかし、普段難しいことでも、もし自分に残された時間があまりないのであればなおのこと、思い切って素直な気持ちを伝えてほしいのです。

それぞれの看取り 幼子からのメッセージカード

幼くして亡くなった女の子がいます。彼女の死後、両親は悲しみのどん底にいました。すると、しばらくして食器棚、机の引き出し、タンスの衣類の中、本の間など、いろいろなところに彼女からの一言メッセージが書かれたカードが見つかるのです。「あいしてる」「だいすき」「ありがとう」等など…。自分がいなくなって大好きなパパやママが寂しくならないようにと、親に内緒で書いてあちらこちらに隠していたようです。ご両親はカードを見つける度に愛娘に会えたようだと喜んでいます。

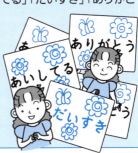

ケアのつぶやき 手紙

その方が亡くなったあと、ご家族から支援者全員に手紙が手渡されました。苦しい中、一人ひとりに感謝の手紙を書いてくださったようです。温かい気持ちでいっぱいになりました。

おばあちゃんからのビデオメッセージ

孫の誕生までは生きられないと思った女性は、生まれ来る赤ちゃんにビデオメッセージを残しました。「お誕生おめでとう。あなたに会えなくて本当に残念だけれど、ずっと見守っているからね」と。「いつの日か大きくなってビデオを見たときに、私のお婆ちゃんってこんな人だったんだって知ってもらえたらうれしい」と話してくれました。

気持ちの伝え方にはいろいろあると思います。直接会って気持ちを言葉にして伝える方法、動画や手紙、ボイスメッセージといった方法もあります。できることなら誰かにメッセージを託すより、本人から直接伝えるほうが相手もきっとうれしいでしょう。

+Careケア 亡くなるときは息を吸う？ それとも吐く？

人は最後に息を吸って亡くなりますか？ それとも吐き出して亡くなるのでしょうか？

これはよく患者の方や家族から質問される内容です。呼吸が停止したときに「息を引き取られました」という表現をしますが、立川は、「たんに息が止まったのではなく、周りにいる人の手元に受け取る、引き継ぐのではないか※」と話しています。息は消滅するのではなく元にあったところ、つまり先祖へ戻り、後世に引き継がれていくことを意味します。亡くなった人の信念、哲学、愛情などのその人全体の在り様を引き継ぐ義務が遺された人たちにあるというのです。息を引き取る様子を見届けることは愛する者の息＝意思を自分の中にしっかりと引き継ぐことだと思います。

※ 立川昭二『いのちの文化史』新潮社（2000年）

死後のことについて話し合っておく

　自分が亡くなったあとのことを考えたことはありますか。人が亡くなると、死後の処置が行われ、葬儀、火葬、納骨へと進んでいきます。あらかじめ自分の希望を伝えておくと、遺された人が困らずに済みます。

●①旅立ちの服

　ずっと会社一筋だった男性はスーツを選びました。フィギュアスケートが好きだった女性は、スケートの衣装とスケート靴を身に着けました。和服好きな男性は紋付き袴を、女性は振袖を選びました。好きな色のワンピースの人もいれば、スポーツクラブのユニフォームという人もいます。もちろん、楽な服装ということでパジャマや浴衣を選ぶ方もいます。自分らしさを出せる衣装を一つ選んでおくとよいでしょう。宗教者に相談してみるのもよいでしょう。

●②亡くなったことを誰に知らせてほしいか

　家族といえども、本人の交友関係を詳しく知らないことが多く、誰に知らせるべきか、誰に葬儀に参列してほしいかがわからず困ることも少なくありません。お別れに来てほしい人をリストアップし、連絡先も記しておきましょう。

●③葬儀社と葬儀の場所

　生前に葬儀社を訪ねて自分の葬儀の打ち合わせをする人もいます。棺、祭壇、骨壺、花、家族葬なのか一般葬なのか、参列者の食事や火葬場までの移動方法の手配など、経費も含めて相談されることが多いようです。また、家の宗教や本人の信仰によって、葬儀会場や執り行われる宗教儀礼も変わります。宗教、宗派も確認しておきましょう。

●④葬儀のときの写真

意外に困るのが、遺影にする写真です。最近写真を撮っていなくて、風貌も全く今とは異なるかなり前の写真しかないということもあります。時々写真を撮っておく、もしくは自分で遺影を決めておくと助かることが多いです。

●⑤葬儀に参列してくれた方へのメッセージ

会葬してくれた方々へのお礼の気持ちを手紙にして、家族に託している人もいます。最後のお別れの言葉を通して、遺された方の心にあなたの存在がずっと残ることでしょう。

●⑥お墓

すでにお墓がある人でも、墓が遠方でなかなか遺族が墓参できないとか、墓守りがいなくて墓じまいせざるを得ないといった問題もあるようです。新たにお墓を購入しようとすると費用面の心配があり、公共の墓地はなかなか当たらない。死後の居場所を探すのも一苦労です。個別墓、合祀、自然葬など、どういう形でお骨を収めるのかを伝えておくと遺族が助かる場合もあります。

●⑦生前に解決できなかった問題があるのなら

パソコン、携帯電話、スマートフォン、貸金庫などのIDやパスワード、キャッシュカードなどの暗証番号、貯金通帳や印鑑の場所など、本人しか知らない事柄は、遺族がその後の処理に困らないように、整理しておきましょう。遺言書を作成しているのなら、その存在について知らせておきましょう。重要な書類は、あらかじめ家族に委託しておくほうがよいでしょう。

延命処置をしてほしくないなら

　目の前で大切な人が急変したら、どうしますか？　回復が見込めず、延命処置も望まず、家で死にたいと希望しています。わかっていても、「どうしたんだろう、このまま死んじゃったら」と119番通報する前に、待ってください。本当にそれで良いですか。

救急隊の使命は救命

　救急隊の使命はあくまでも命を助けることです。本人が望む自然死や穏やかな最期を約束するものではありません。救命のスペシャリストですから、すぐにいろいろな処置を施し、救急センターに引き継ぎます。

　しかし、これまでかかったことがない病院に搬送されて、そのまま亡くなってしまった場合、救急担当の医師には死因が特定できないので、検死、ことによっては解剖になる可能性がゼロではありません。

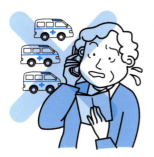

　「衰弱してどう見ても終末期の病状にある人だとわかり、このまま自然に家で看取ったほうが苦しまないのではと思っても、心肺蘇生処置をしなければならず、心が痛むことがある」と救急救命士の方から聞いたことがあります。

● 看取りのときはまず、かかりつけ医に連絡

　家で看取ってあげられなかったことを、後になってから後悔する家族もあります。看取りのために救急車を呼ぶことは避けましょう。

様子が急に変わったら、まずはかかりつけ医に連絡してください。訪問診療や訪問看護を受けている方は、すぐに連絡しましょう。適切な指示を出してくれますので、本人のそばで落ち着いてスタッフの到着を待ってください。

警察を呼ぶ必要はあるのか

「自宅で亡くなったときは警察を呼ばなければならないのか」と質問を受けることがあります。医師法21条には、「医師は、死体又は妊娠4月以上の死産児を検案して異状があると認めたときは、24時間以内に所轄警察署に届け出なければならない。」と記されています。

一方、厚生労働省の「死亡診断書記入マニュアル」では、「外因による死亡又はその疑いのある場合には、必要」とされており、異状死体とは人の死亡を伴う重い犯罪にかかわる可能性があるものと解釈できます。

したがって、もともとどこかの医療機関で診断や治療され、現在も体調管理を引き続き受けている場合には、担当医による死因の特定が可能ですので、担当医師が死亡時診察して特に犯罪に関わる異常がないと判定した場合には、警察に通報する必要はありません。

● かかりつけ医やかかりつけ薬局を持っておく

死に際し異状死体にならないためには、普段から自分の体調や病気をフォローしてくれる「かかりつけ医」を探して置くことが重要です。また、薬の管理をしてくれる「かかりつけ薬局」を持っておくこともお勧めします。

そして何よりも自分の体のことを自分がよく理解し、体の変化にいち早く気付けるようにすることが大切です。

身寄りのない方の場合について

身寄りのないケースでは、医療同意、サービスの契約など、本人の意思表示が難しくなる場面で、支援側が対応に苦慮することがあります。事前に備えたり、考えておけるような関わりが大切です。

🍀 亡くなられたあとのお金について

● さまざまな背景がある

身寄りのない方の場合、本当に親族がいないケースもありますが、障害や疾病などにより家族自身も支援が必要、家族・親族はいるが疎遠で連絡先が明確でないなどの家族背景があります。状況も、余裕がある方も、生活保護、境界層など経済的に厳しい方もいます。

● 生活保護での支給

生活保護では、葬祭扶助として亡くなられた後の費用が給付されます。担当のケースワーカーと事前に連絡を取り、詳細を確認しましょう。それ以外の方は健康保険から埋葬料（費）の支給があります（多くの健康保険で5万円程度）。

これらは葬儀を行った方に支給されるものなので、誰がどのように申請するか、行政の担当者などと相談します。死亡診断書代や亡くなられたあとの処置代など最後に発生する費用についても、事前に施設、医療機関や訪問看護などに確認しておくとよいでしょう。

● 身元の引き受け

死亡時の身元引き受けは、重要な課題の一つです。身寄りが無く、身元引受をする人がいない場合や、親族がいるが身元引き受けの確認が取れていない場合は、行政の担当

者と連携し、早めに対応を確認します。生活保護の場合は、担当ケースワーカーと連絡を取り合い進めましょう。

　最期のときを迎えたら、「誰に」「どこに」連絡するか、「行政窓口が閉まっている夜間・休日の対応」等を確認し、サービス提供関係者で必ず共有します。行政の担当者や生活保護のケースワーカーには、死亡届出人についてどのような対応がよいか相談しておきます。

❋ 支援のポイント

● 家族や親族との関わり

　家族や親族がいない場合、最期を迎えたときの話し合いは本人に伝えにくいものです。全く身寄りがない場合もありますし、さまざまな事情で家族や親族と距離をとってきた方については、最期を目前にしてようやく、本人から家族や親族の情報が得られることもあります。連絡先がわかったら、誰がどのように相手に連絡を取るのか等、支援する関係者で話し合い、打ち合わせておきます。

　疎遠になっている家族や親族には、連絡しても拒否されることも、最期の場面で関わりを持ってもらえることもあります。亡くなったことだけ連絡して欲しい場合もあるでしょう。本人と周囲（家族・親族）の意向に相違があることもあります（本人は、親族の〇〇さんにお願いしたいと希望するが、親族の方は拒否される等）。

● 行政やケアマネジャーとの関わり

　行政と連携が取れていないと、行政側も「そんなに悪い状態だったのか」「急に最後を迎えてしまい、何も打ち合わせができていなかった」等とあわてることになります。

なるべく、主治医や看護師などに確認しながら病状変化を予測立て対応しましょう。特に行政担当者、生活保護担当者とは、病状の変化に合わせこまめに連絡をとり、病状への理解を共有し、死後の対応を相談しておきます。

　身寄りのない方が死亡されると、「墓地、埋葬等に関する法律」に基づき、市区町村で遺体を引き取り埋葬しますが、親族関係が確認できていないとすぐに対応してもらえないこともあります。事情を伝えながら地域包括支援センター、市町村の高齢者担当課、福祉担当課などと連携します。

　在宅で調整役となるケアマネジャーは、看取りに至る前から、本人と関わりを持っていることが多いと思います。生活歴や亡くなったときの意向を聞く場面もあるでしょう。意識的に家族や親族等の背景について情報収集し、万一に備え本人の意向を引き出すような関わりも大切です。

● 費用などお金の問題について

　在宅介護でも、施設などへの入所・入院でも、介護保険や医療保険などの費用が発生します。身寄りがない方の多くは自分で金銭管理していますが、心身の状態変化により、できなくなる場面があります。金銭管理は、介護保険サービスでは対応できませんので、日常生活自立支援事業や成年後見なども検討しましょう（→P.218）。民間の保証人協会も選択肢の一つです。残された時間により対応が難しい場合は、事前に引き落とし手続きをする、現金を手元に用意しておくなどの工夫もできます。支援側が何らかの対策の必要性を感じても、本人は抵抗感を示すこともあるため、本人の意向を尊重した支援を忘れないことが大切です。

Column 成年後見人制度と日常生活自立支援事業

成年後見制度は認知症や知的障害、精神障害などにより、自分で判断するが力が低下した方を、法律的に保護し支援する制度です。任意後見制度と法廷後見制度があります。

●任意後見制度

将来、判断能力が不十分になったときに備えて、あらかじめ元気なうちに、支援してもらう内容、支援をお願いする人を契約します。任意後見契約と併せて、任意代理契約（判断能力は問題ないけれども、病気や入院などで、自分で財産管理ができない場合のために結ぶ契約）、見守り契約（契約が発効するまでの見守り）、死後事務委任契約（入院費等の精算、葬儀のことなど）、遺言書作成などによって、将来に備えることができます。

●法廷後見制度

本人の判断能力の程度により「後見」「保佐」「補助」の3つに分類されます。家庭裁判所より、それぞれ後見人、保佐人、補助人が選任され本人を支援します。後見人等は、裁判所の監督のもと財産管理（通帳・権利証などの保管、収支の管理、金融機関との取引など）や身上監護（介護サービスの契約締結、住宅の確保や維持管理に関する契約締結、医療契約の締結など）を行います。一方、医療行為の同意、本人の介護・看護、身元保証人などの行為はできません。

- 相談窓口
  地域包括支援センター、社会福祉協議会
  成年後見活動を行っている各専門職団体
  （弁護士会、社会福祉士会、司法書士会、行政書士会、税理士会など）　など

- 申請できる人
  本人、配偶者、4親等内の親族、検察官、市区町村長

- 申立てにかかる費用

 申立て手数料、登記手数料、切手代などで1万円前後が目安です。その他、医師の診断書代がかかります。精神鑑定が必要な場合は別途5〜10万円程度かかることがあります。

※ 後見人等が選任されてから、本人の資産状況により、後見人への報酬がかかります。

- メリットとデメリット

「本人の財産管理ができる」「不正な契約等から本人を守ることができる」などのメリットがある一方で、「手続きに時間を要する」「会社の取締役、弁護士・医師等の一定の資格に就けない」「家族であっても自由に使用できなくなる」などのデメリットもあります。

●日常生活自立支援事業

 認知症などで多少、判断が衰えた場合など、本人との契約に基づき、福祉サービスの手続きや日常的な金銭管理の支援を行うものです。成年後見制度と同じような制度に見えますが、成年後見制度は、財産管理や身上監護に関する契約など法律行為も援助するという点で異なります。窓口は、社会福祉協議会です。

Column 誰かに看取られたいなら、縁をつなぐ努力を

孤独死や無縁死といった言葉をよく聞きます。あなたが最期を迎えるとき、誰かにそばにいてほしいですか？その人は誰ですか？あなたの思いを知って協力してくれそうですか？　――人の手を借りないと生きられない場合や最期のときに、ひとりぼっちでいたく

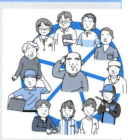

ないのなら、仲間と縁をつなぐ努力をしましょう。

まもなくやってくる「高齢多死社会」では、パートナーや子供が先に亡くなり、おひとりさまが増えることが予想されています。看取ってくれるはずの家族が認知症になったり、病気やケガなど何らかの障害のために、施設に入所してしまうこともあるでしょう。

今や「家族がいるから大丈夫」と言える時代ではないのです。天涯孤独の人だけが孤独な死を迎えると考えられていた時代は終わりました。これからは誰もが自分の最期を人任せにせず、自ら責任を持たなければならないのです。でも安心してください。一人になっても、今からあなたの行動を変えることで孤独で寂しい最期を迎えずに済む方法があります。それは、人との縁を結ぶということです。

ご友人との旧交を温める、ご近所の方との親交を深める、地域活動への参加、お店の人との交流など、絆を結べる場所はあらゆるところにあります。恥ずかしがらずに、勇気を出して自分から声をかけて、周囲とのつながりを求めてみましょう。無縁死ではなく、有縁死を迎えるために。

第7章

看取りの実際とグリーフケア

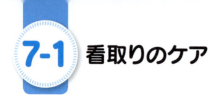

7-1 看取りのケア

死へのプロセスを知る

　一般的に最期の日が近づくにつれ、「食べられなくなる」「眠る時間が長くなる」「排泄のコントロールができなくなる」などの兆候が出てきます。

今後の経過について尋ねておく

　あらかじめ主治医、看護師に今後の経過について尋ね、心の準備をしましょう。そして、どのようなときに医療者を呼べばいいのかも尋ねておきましょう。

　これから起こる身体の変化については、聞いただけでは理解が難しいこともあり、聞いていない家族への説明時に困ることがあります。大方の医療者はパンフレットを用いて説明する場合が多いので、パンフレット等を活用してみてはいかがでしょうか。

※病気により死までのプロセスと特徴が異なります。詳細は P.18 参照。

最期の日が近づいたサインと対応のしかた

- ①眠る時間が長くなる

　ウトウトする時間が増えます。声をかければ目を開けることができます。

対応　「最期まで耳は聞こえる」と言われています。患者にとって聞き慣れている声は安心します。声をかければ目を開ける場合があるので、話しかけてあげてください。

● ②意識がもうろうとする

　意識が混濁して人や場所、時間などがわからなくなったりします。意味が通じないことを言ったりします。

対応 病気が引き起こしていることなので、意味が通じないことを話しても、無理に訂正や否定をしないで聞いてあげてください。

● ③食事が食べられなくなる

　だんだんと噛む、飲み込む力が低下してきて、誤嚥する可能性が高くなってきます。

対応 だんだんと飲食量が減ってきます。家族は少しでも食べてほしいと懸命になりますが、欲しがらないときは無理に食べさせないようにしましょう。

　家族から「朝、本人が○○が食べたいと言ったので急いで用意したら、食べたくないと言われて…」という話を聞きます。1日のうちで体調の変化が大きくなる時期になるので、家族も合わせるのに大変かと思いますが、あまり神経質にならずに接しましょう。

　「何か食べられそうなものがあれば教えて」と伝える程度で十分です。この時期は、空腹感よりも口の渇きを訴えることが多くなるので、氷片やゼリー飲料、アイスクリームをあげたり、湿らせたスポンジブラシなどで口の中をぬぐうなどが効果的です。

　家族は、患者の前で食事をすることに罪悪感を抱く場合がありますが、中には、家族が美味しそうに食べている姿を見る

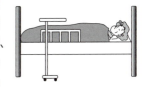

ことに幸福を感じる人もいます。「ここで食べていい?」と聞いてから食べるといいかもしれません。

● ④排泄のコントロールができなくなる

排泄の回数が減っていき、時には失禁してしまうことがあります。

対応 できるだけ最期まで、自力で排泄したいと思う人がほとんどです。本人の意思を尊重しながら、状態に応じた排泄方法を介護者、看護師と相談しましょう。

● ⑤じっとしていられないことが多くなる

がんの終末期の場合、だるさが強くなり、ベッド上でゴロゴロすることが多くなります。

対応 クッション等を利用して楽な姿勢がとれるよう配慮したり、身体を軽くさすってあげるのも効果的です。

> **プラス+Careケア 急変時に救急車を呼んでしまうと……**
>
> 　急に状態が変化すると慌てて救急車を呼んでしまうことがあります。救急隊員は救命が使命なので、在宅医療を受けていても病院に搬送します。搬送されると救命処置を施され、家に帰れないまま病院で亡くなることになります。
>
> 　在宅で医師の診察を受けていれば、不審死として警察が介入することはありません。訪問診療医がすぐに往診できない場合、24時間経過していても死後診察を行えば死亡診断書は書いてもらえます。
>
> 　在宅で急変した場合には、慌てずに訪問診療医あるいは訪問看護師に連絡してください。→P.213

🍀 亡くなる数日〜数時間前のサイン

　医療者は、以下のようなサインが見られると、家族に日〜時間単位で亡くなる可能性が高いと伝えています。

● ①意識が薄れる

　呼んでも以前のように目を開けることが少なくなり、反応が鈍くなります。

対応 最期まで耳は聞こえています。本人の傍で、思い出話をするなど、楽しかった思いを持ってもらうことも大切なケアになります。

● ②手足の先が紫色になり、冷たくなる

　脳や心臓に血液を巡らせるため脈が速くなったり、乱れたりします。血圧も下がってきます。

対応 手を握ったり、足をさするなど身体に触れることで、本人が心地よい、家族が見守ってくれているという安心感が持てるようになります。カイロや湯たんぽなどを利用するのもいいかもしれません。その際にはやけどに注意しましょう。

● ③排泄回数が減少、便の性状が変化する

　24時間以上排尿がみられなくなったり、緩い便が数回に分けて出ることもあります。

対応 本人は筋肉の力が衰え脱力状態にあるので、介護者はおむつを替えるときにいつも以上に重力を感じると思います。可能であれば、二人で交換するほうが負担は少なくてすみます。

● ④呼吸が変化する

　呼吸が10〜15秒位止まったり、吹き返したり不規則な呼吸の仕方になります。肩で息をする呼吸から、だんだん、下顎(したあご)を動かして呼吸するようになります。

対応 喉の奥で痰が絡むようなゴロゴロと音がするときもあります。看ている家族にとっては「苦しそう」と感じるかもしれませんが、本人にとって一番楽な方法で呼吸をしています。

　少しずつ二酸化炭素が蓄積して意識がもうろうとしてくるので、見た目以上に苦しさは感じていません。口の中に唾液が溜まっているなら、スポンジブラシで拭う程度で十分です。

＋Care ケア プラス　時間単位で症状は変化します

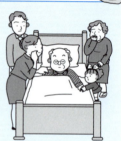

　看取りの時期が近くなると訪問診療医や訪問看護師は連日のように訪問できます。時間単位で症状が変化してくる時期なので、不安や困ったことが起きたら迷わず医師、看護師に連絡してください。

Column せん妄とお迎え現象

　精神腫瘍学の医師、小川朝生氏によると、せん妄とは「身体の原因に由来する脳の機能不全状態である」[※1]と述べています。特に予後数日から数時間の終末期になると約90%の患者にせん妄が起こると言われています。幻覚や幻聴、意味不明の言動があったり、普段とは異なる人格になったりすることがあります。危険な行動に至ることも多く薬剤治療が必要になります。

　しかし、患者が「今、○○さんが会いに来た」「お母さん（お父さん）がにこにこしながら傍にいた」など、患者と関わりのあった人が会い来てくれたと話すことがあります。傍で聞いていた家族は驚いて「頭がおかしくなったのかしら」と心配になるかもしれません。ただ、本人にとって、その現象は恐怖ではなく、安心する、暖かい気持ちになったなど心地よい体験が多いのです。

　これはお迎え現象と言って、終末期の患者に起こることが多い現象です。せん妄と大きく異なるのは、意識がはっきりとしているときにお迎え現象を語ることが多く、奥野によると「目の前の現象だけで判断したり、すぐに薬剤治療に踏み切ろうしたりせずに、本人に身体的な苦痛がなく、危険な行為に至らないようなら、見守って様子を見るよう心がけている」[※2]と述べています。

　本人が話した内容の意味を考え、意味あることならば、人生の集大成ととらえて関わることが大切ではないでしょうか。

※1　小川朝生『自信が持てる！せん妄診療　はじめの一歩』羊土社（2014）
※2　奥野滋子『「お迎え」されて人は逝く　終末期医療と看取りのいま』ポプラ社（2015）

最期の時間を大切にしよう

在宅療養では、患者・家族を支援する応援団がいます。しかし、応援団は24時間付きっきりでいることはできません。家族の協力体制と各々の力が必要になります。

どんな人にも「底力」があります。その人が底力を発揮できるように、私たちは最期の瞬間まで生きることを支え、力を信じて関わることが大切なのだと、教えてもらったケースがあります。

> **それぞれの看取り　最期の瞬間まで「生きる」を支える**
>
> 末期胃がんの妻を看取ったQさん。初回の依頼の電話口で泣きながら「妻はあと1か月くらいしか生きられない」と話していました。
>
> すぐに在宅緩和ケアが開始され、Qさんと妻は、前医に言われた予後1か月を安楽に過ごすことができました。そして身体のつらさが楽になった妻は、子供の成長を見届けたいという強い思いで、治験を受けることを決意しました。
>
> しかし、治験を開始して、半年経った頃から病状が急速に進行し、治験の効果が出ていないことは明らかになりました。そんな状況でも妻は治験に望みをかけ、Qさんも通院に付きそい、一所懸命妻を支えていました。Qさんは一人で介護することでの不安や、愛妻を亡くすつらさに「つぶされそう」と言いながらも、介護方法の工夫を重ねるなど、日々逞しくなっていきました。
>
> 後日、Qさんに「以前の印象と違って、本当に強くなりましたね」と伝えたところ、「いつも、妻を亡くすつらさはあったのですが、最期は自分が看取ると決めたので覚悟しました」とのこと。火事場の馬鹿力ではありませんが、窮地に陥ることで成長していく人の姿を目の当たりにしまし

た。
　妻が旅立つとき、Qさんは妻を抱きかかえ、思い出話を語りながら見送りました。その後、Qさんは妻の遺言である子供たちを懸命に育て、ときどき家族の様子を報告してくれます。

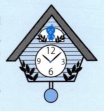

　家で看取る場合、必ずしも家族が全員揃った中で看取れるとは限りません。他の部屋にいるときや外出中、夜中に皆が寝ているときに亡くなることもあります。
　そのときに多くの家族は、死に目に会えなかったことを後悔しますが、大事なのは死に目に会うことではなく、それまで共有した時間ではないでしょうか。

　死に目に会えなくても、大切なのはそれまでに過ごした時間

　末期すい臓がんの母を看取ったRさん、女性。母は最期まで在宅療養することを決め、娘たちは仕事や育児を行いながら交代で母を看ていました。Rさんの母は自立した人で、遺される娘たちが困らないように、日常生活の細々としたことを伝え、介護の方法も教えました。周囲の人にもいつも気を配り、感謝を伝えながら療養していました。
　病状が進行し、残念ながら母親は皆が寝ている夜中に亡くなりました。朝、起床したRさんが母親の亡くなったことに気づき、私達に連絡をくれました。私達が訪問したとき、Rさんは「死に目に会えなかった」と号泣していましたが、姉は「お母さんは、みんなを起こさないようにと思って、一人で逝ったんだと思う。人のことを気遣ってお母さんら

しい最期だよ」と言いました。後日、Rさんと姉は「母が自分たちのことを自慢の娘たちと言ってくれたことが誇りです」と話してくれました。

死に目に会う、会わないにこだわるのではなく、最期まで本人に寄り添い、共に過ごした時間や思い出、伝えられた言葉が、遺された家族にとって今後の生きる力となるのではないでしょうか。

+Care プラス ケア 死亡診断書と葬儀社への連絡

夜中に亡くなった場合、葬儀社には身支度が整った時点で連絡してください。遺体の損傷を防ぐ処置が必要になるので早めに連絡したほうがよいからです。死亡診断書は翌朝取りに行ってください。

memo エンゼルケア

エンゼルケアは、亡くなったあとに行うケアを指します。清拭や洗髪、更衣、口腔ケア、化粧などを行い、身支度を整えます。本人が好きだった服装に着替えることもできます。ケアを行う看護師は家族に声をかけ、一緒に身体をふいたり、化粧を施してもらうこともあります。葬儀社に湯灌を依頼することもできます。

7-2 悲嘆のケア（グリーフケア）

悲嘆とそのケア

悲嘆、グリーフ、グリーフケアという言葉を聞いたことがある人は多いのではないでしょうか。悲嘆は「グリーフ」とも言います。

♣ 死別を受け止め、乗り越えていく過程へのケア

最愛の人を亡くすことは、人生の中でとても大きなストレスになります。悲嘆（グリーフ）が身体や心に及ぼす影響は小さくありません。看取った直後はショックが大きく、何もする気が起きず気力や体力が低下していきます。これらは自然な反応です。多くの人は悲嘆から時間をかけて立ち直ろうとします。

グリーフケアについて研究している坂口は「グリーフの語源は、重いという意味を持つラテン語のGravis：グラビスに由来しており、心が悲しみで重くなる、いっぱいになるという状態を表す」※と述べています。この状態は心のみならず、身体も食欲がなく、眠れない、やる気が起きないなどの身体全体が症状で重くなるということも表しています。

※ 坂口幸弘『悲嘆学入門―死別の悲しみを学ぶ』昭和堂（2010）

グリーフケアは、喪失を経験した人への援助です。死別という悲しい現実を受け止め、乗り越え、適応していく過程（グリーフワークと言います）が進むよう、サポートすることです。

グリーフケアが必要なわけ

ではなぜグリーフケアが必要なのでしょうか？

二つの考えがあります。一つはグリーフを病気ととらえて、支援や適切な介入を行うことで正常な心身機能を取り戻せるようにすること。二つ目は、死を受け入れ、自分自身の生活や人生の変更に適合し、故人のいない環境と調和していくこと。いずれにしても何らかの援助や介入により、グリーフワークが進むようサポートしていくことが大切になります。

●悲しみをいやしてくれるものはいくつかある

配偶者を亡くした人たちに、何が立ち直りに役立ったのかを聞いたところ、男女ともに家族や友人など周囲の人に支えられたことを一番に挙げています。

次いで男性は仕事や趣味があったこと。女性は活動を開始したり、復活したことでした。

三番目は男女とも死別からの時間経過でした。ただし時間経過は、時間が経つにつれて死別したことに慣れることであり、悲しみがゼロになるわけではないようです。

悲しみをいやしてくれたもの

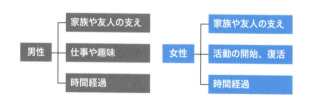

グリーフへの具体的な支援

　グリーフに対するサポートといっても実際に何をどのように行えばいいのか、わからない場合があります。悲嘆にくれている人に対して、具体的な援助方法を紹介します。

● 情緒的サポート

　遺族のさまざまな思いや心情に耳を傾ける、傾聴や共感などといった心のケアを行います。

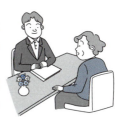

　49日頃を目安に遺族に手紙を出す施設が多くあり、遺族会を行っている施設もあります。

● 道具的サポート

　日常生活の問題、たとえば、行事や事務処理、家事などに対する直接的な援助を行います。具体的には、料理の方法がわからない男性に調理方法を学んでもらう機会をつくったり、悲嘆が強い人は大事な決断ができないことが多いので、事務処理を手伝ったりなどのサポートがあります。

● 情報的サポート

　悲嘆の影響により生じる心身のさまざまな反応やプロセスを知ることで、病気ではなく通常の反応であると教え、遺族に安心感を持ってもらうこともできます。セルフヘルプ・グループや遺族会の紹介などもサポートになります。

● 治療的介入

　複雑性悲嘆、うつ病性障害、不安障害などに対する精神科医やカウンセラーなど専門職に関わってもらうことが必

要な場合もあります。

　治療的と言えないかもしれませんが、「死にたい」「〇〇の後を追っていきたい」などの希死念慮が見られたときに「何月何日に会いましょう」と具体的な日時を提示して、次に会う約束を交わすことが有効な場合があります。

　思いつめてしまう傾向にある人は真面目な人が多いので、約束することで生きる希望につながる、そこまでは頑張ろうと思うようです。

　いずれにしてもサポートを受ける人が差し出された手をつかむのか、つかまないのかにより、その後の人生に大きく影響してくると思います。

> **ケアのつぶやき　ペットと最期まで**
>
> 　訪問先では、数々のペットとの出会いがあります。最初は「大切なご主人に何をするんだ！」と警戒していたペットも、訪問回数が増すと私達を受け入れ、迎え入れてくれるようになります。看取りのときもペットの反応はさまざまですが、旅立っていくことをよくわかっているようです。むしろ人間よりわかっているのかもしれません。

それぞれの看取り 老齢の親が子供を看取る

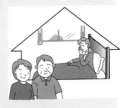

40代のSさんはひとり暮らしで両親とは生計を別にしていましたが、乳がんの在宅療養のため、父母が住む実家に戻りました。両親に心配をかけたくないという思いから、最初に罹患したがんのこと、今回の転移、治療方法がないことは話していません。

Sさんはできるだけ在宅で過ごしたいと思っていたのですが、病状の進行に伴い、「痛かったりつらかったりしても、元気な顔をしていないと親が悲しむので、無理することが多く、精神的にもつらい」と私達に話すようになりました。そして母親に感謝しているけれど、面と向かうと思いとは反対のことを言ってしまう自分を責めてもいました。

一方、母親はSさんに直接病気のことを聞けないので、初対面の医師に「ステージⅣってどのくらい生きられますか？」と聞いたり、在宅療養への強い不安や心配、子供を亡くすつらさなどを看護師にぶつけたりします。在宅療養が半年に及ぶと緊張感と疲労のため、「（Sさんが）こんなに長く生きるとは思わなかった」と話すまでになっていました。

最期が近づくなか「これではいけない」と、緩和ケアチームは、関わる人を決め二人の話を聴く機会を増やしました。母娘がお互いを気遣いながらも歩み寄れず困っているように見えることを伝え、最期まで支援することを約束しました。

その後、常に母親が付き添うようになり、Sさんは安心した柔和な表情になり、母親に見守られて永眠しました。今も母親に声をかけていますが、近況報告してくれる表情はだんだんと明るくなっています。

家族や遺族に寄り添うとは

　援助者は、相手に寄り添いたいと願うあまり一所懸命になります。しかし時には逆効果になることもあります。以下を参考に、本当の援助とは何かを考えるきっかけになればと思います。

🍀 こんな言葉は家族や遺族を傷つける

- 「いつまでも泣いていてはだめ、そんなことでは亡くなった人が浮かばれない、しっかりしなさい」
　叱咤激励も時には必要かもしれません。ただ、関係性が薄い人に言われると落ち込む可能性が高くなります。

- 「がんばりなさい」
　「もう十分がんばっているのに、これ以上どうがんばれと言うんだ」という気持ちにさせます。

- 「あなたより大変な人はもっとたくさんいる」
　苦しみは他の人とは比較できません。言われた人は、わかってもらえないと感じ、話したことを後悔します。

- 「まだ若いんだからいくらでもやり直せる」
　早すぎた伴侶の死は、予期しないことであり、言われた人は見当違いの慰めと受け取ります。

- 「また子どもをつくればいいじゃない」
　子どもを亡くした親が傷ついた言葉で多かったのは、「また子どもをつくればいいじゃない」「〇〇ちゃん（兄弟）がいるからいいじゃない」だったそうです。亡くなった子どもの代わりはいないのです。

● 「もう元気になってるよね」「早く乗り越えて」

　宗教に勧誘されるのは言わずもがなですが、死別後〇年が経過したときに「もう〇年経ったから元気になっているよね」と回復を強制されたり、大切な人を亡くして頭の中が整理できず混乱しているときに、次々とたたみかけるように「早く乗り越えてね」「お子さんもいるんだから」と叱咤激励されたりするのも堪えるものです。

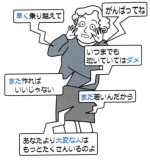

　言葉をかけた人たちは本当に遺族のことを心配して言っていると思いますが、言われた人たちは、言われた言葉に対して反発する気力がなく、そして言われるようにできない自分を責めています。

言葉よりも大切なこと

　よく、どのような言葉かけをすればいいのかわからないと聞きますが、大切なことは、言葉よりも傍にいてあげることです。その中で自分が相手に対してできることを探していけばいいのではないでしょうか。

● 少し時間をおいて声をかけてみる

　特に、大切な人を亡くしたばかりの時期は、通夜、葬式、さまざまな手続きが非常に多く、忙しい日々を過ごします。弔問客などへの対応もあります。

一般的に49日を過ぎた頃より、訪ねてくる人が減り、手続等も一通り終わると、寂しさが強くなる傾向にあります。そのような時期に、声をかけ、自分にできることを伝えてみてはいかがでしょうか。

● 悲しみが癒えるまでには時間がかかる

　ある親は、子供を亡くして1年くらいまでは周囲の方たちが親身になって話を聞いてくれたそうです。しかし3～4年経過しても悲しみが癒えないので、周囲の方に話したら「また子供の話」という反応だったそうです。先ほど、時間の経過が援助になったと記しましたが、遺族は死別したことに慣れていくだけで、決して悲しみは癒えていないということを忘れないでいたいと思います。

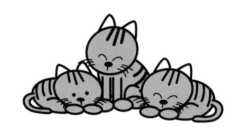

スタッフへのグリーフケア

最愛の人を亡くした悲嘆は、家族のみではありません。関わったスタッフも同様に悲嘆を経験します。

🍀 悲しみを抑えすぎてはいけない

看護師になりたての頃、「看護師は患者の死に対して悲しむことはない」と一般的に解釈され、看護師自身も悲嘆を抑えていたというときがありました。

しかし、十分に悲しまない、癒さない状況を繰り返すことで、自分の心のバランスを崩し、共感疲労の症状を起こし、仕事が続けられなくなります。

● 共感疲労のサイン※

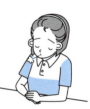

- 他者に親切にできない
- 慢性的な疲労感やいらだちを感じる
- 不眠、不安傾向になる
- 体調不良
- 生活の中に楽しみ、喜びが見いだせない

など

※ 本間織重「効果・根拠ある看護ができる 特集どうするといい? がん終末期ケア」照林社(2019Vol.35 No.1)を参考に作成。

● スタッフへのグリーフケアに必要なこと
① スタッフが自分自身のグリーフに気付くようにする
  自分自身をケアする大切な出発点になります。

②どこにサポートを求めればよいか理解している
　職場の人達と気持ちを分かち合うことや、専門家に相談するなど、一人で抱え込まないようにします。

③悲しみやつらさを表出できる安全な場がある
　公の場でのカンファレンスも大切ですが、患者が亡くなった日の勤務終了後の休憩時などに、話し合う場を意図的に設けるなど、職場においてサポート体制を充実することが必要になります。

● 自分自身も十分にケアする
　自分自身が感じるつらさは、相手に寄り添いたい、理解したいと思うからこそ生じてきます。つらさを抑えるのではなく、素直に表に出してください。そして自分自身を十分にケアしてあげてください。自分自身のケアなくして、人にケアは提供できません。

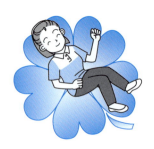

最後のコンサート

　それはコンサートの数日前。肺がんで日々衰弱している男性の妻から、「この人、演歌歌手のTさんが好きで、ずっとコンサートに行っていたんです。でも今回はもう無理ね」という話を聞いた担当看護師は、どうにか家族でコンサートに行かせてあげたいと思い、チームに相談しました。チームは、急遽、男性の外出準備をし、コンサート主催者へ事情を説明し、車いすで参加し途中で退席できる場所を確保してもらいました。

　「行ってきます。楽しんでくるわ。ねっ、お父さん！」、男性と妻と娘、そして担当看護師は、民間救急車でコンサート会場へと進みました。

　コンサートの幕が上がり会場が拍手に包まれたそのとき、驚くべきことが起こりました。Tさんがおなじみの代表曲を歌ったのです。それは、男性が一番好きだった曲です。おそらくトリで歌う予定だったこの歌を、事情を聞いたTさんが最初にもってきてくれたのでしょう。「ありがとう、Tさん」

　本人はすでに意識がもうろうとしていたのですが、歌が始まると薄目を開けて涙を流し、一緒に歌っているかのようでした。最初の3曲だけを楽しんで、一行は病院に戻りました。首にはTさんのオリジナルマフラータオル。その日の夜、男性は静かに旅立ちました。

終章 旅立つあなたと看取るあなたへ

死後の手続きは想像以上に煩雑です。故人が急死した場合や、何の準備もしないまま亡くなってしまうと、遺された家族は相当面倒な手続きをしなくてはならなくなるのです。

● 家族のために「終活」を

死が目前に迫ってから考える、または死んでしまったらすべて家族に任せるのではなく、生きているうちに、まだ自分で行動できるうちに、家族のためのひとつの「終活」として自分でできる死後の準備を始めましょう。

●完璧に準備してから逝った男性

52歳の男性の話です。会社の検診時、胸部X線写真で肺に影があると言われ、精密検査を受けることになりました。彼は真面目な性格で責任感も強く、仕事に一切の妥協を許さなかったので上司からの信頼が非常に厚く、一方では厳しいながらも穏やかで面倒見もよいことから部下からもとても慕われていました。奥さんと中学生の息子さんとの3人暮らしで、素敵な夫であり父親であったようです。彼は人並外れた精神力と体力を兼ね備えており、健康には自信がありました。検診で異常を指摘されるまで、特に体調に異常を感じることもありませんでした。

精密検査の結果、肺がんでリンパ節にも転移が見つかりました。まさに青天の霹靂です。

まもなくがんとの闘いの日々が始まりました。手術、抗がん剤治療が続きましたが、弱音を吐くこともなく果敢にがんに挑み続けました。そんな頑張りもあって、肺がんは一時治ったかのように見えました。しかしその後残念ながら脳に転移してしまったのです。

肺がんと告げられたときに、すでに彼はいずれ来る死について考えていました。「死が怖い」と思うより、「自分が死んだら、妻は大丈夫だろうか？　息子の成長をいつまで見ていられるのだろうか。せめて高校の制服姿を見るまでは生きていたい」と。

　そして、病室に持ち込んだパソコンに日々向かい始めたのです。自分の意識がなくなる前に、伝えておかなければならないことを文章化して遺し、妻に伝えておく必要を感じていたからです。彼がパソコンに打ち込んでいたのは、遺書でした。そこには、貯金通帳、印鑑、自宅のローンのことなどさまざまなことが書かれていました。死後何日目までにどのような手続きが必要で、その際にはどのような書類を準備すべきか、その書類はどこに申し込めばよいのか、提出先はどこなのかが一目でわかるようになっていました。したがって亡くなったその日から、妻がその遺書の内容の通りに行動すれば、滞りなく手続きが完了できるようになっていたのです。驚くべくことに、亡くなるまでに、遺書が7回改訂されており、そのつど改訂日が記されていました。

　もうひとつ、自分がいなくなったあとに家族が寂しい思いをしなくてよいようにと、病気になってから柴犬を1匹、新しい家族に加えたそうです。その犬に「お父さんはもうすぐ死んじゃうんだよ。そうしたらみんなのこと、頼むな」と話しかけていたようです。

　彼は静かに自宅で旅立ちました。妻は亡くなる前夜、意識がない夫に出会った頃からの思い出を語り、夜が明ける頃、息子と共に看取りました。生前は愛犬に顔をなめさせることがなかった彼でしたが、このときばかりは犬もベッドに上げさせてもらい、ご主人の顔を思い切り舐めまわし

て最後のお別れをしました。

　後に妻は、「『この子』を残して くれて本当に良かった。寂しさや 悲しさはたくさんあるけれど、犬 がしっかり私と息子の心の支えに なっている」と話し、また遺書の 通りにすることで難しい手続きも 順調に進んでおり、「死後の手続 きマニュアル」を遺してくれた夫 にとても感謝していました。

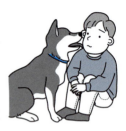

● 何も準備をしないまま亡くなった男性

　70歳になる慢性呼吸器疾患の男性は、妻だけでなく家族の誰とも死後の話をしないまま、急に亡くなってしまいました。遺された家族は、葬儀に誰を呼んだらよいのか、どこに亡くなったことを知らせればよいのか、連絡すべき人の名前も住所も電話番号もわかりません。家族葬も考えましたが、友人が多かった故人のためにその年の年賀状を頼りに古くからの友人や会社の人に連絡し、葬儀・告別式をどうにか無事に執り行いました。

　ホッと一息する間もなく、家族はお墓のことを考えなければなりませんでした。本人の希望で自宅近くの墓地の購入を以前から検討していましたが、相当な費用がかかることがわかり購入を見送っていたのです。しかし、遺族はもっと困った問題に直面していました。銀行の預金通帳、銀行印、年金手帳の場所がわかりません。クレジットカード、運転免許証のありかも知りません。スマートフォンやパソコンを開こうと思っても、パスワードがわからないのです。

　銀行や郵便局での相続手続きをしようとしても、故人の

祖父母の出生時からの戸籍謄本など、取り寄せることが難しい書類の提出を多数求められ、数か月にわたる役所通いで大変苦労したそうです。家族はほとほと疲れ果ててしまいました。

● 意思に反して埋葬された女性

　98歳の女性は浄土真宗の信徒で、よく墓参に出かけていました。若い頃から、朝夕、仏壇に向かってお経をあげ、「南無阿弥陀仏」と唱えるのが日常でした。半年くらい前から少しずつ体力が低下し、食事のときにむせこむようになりました。「好きなものを食べて死ねるならそれでよい」と言っていたので、家族も特に食べ物を制限したりせず、また誤嚥を予防するための医療処置も希望しませんでした。「この先は阿弥陀様にお任せすれば良い」というのが口癖でした。

　しかし死後、彼女には思ってもいなかったことが起きてしまいました。彼女は浄土真宗の菩提寺の僧侶によって葬儀が執り行われ、先祖代々の墓に入り、大谷本廟に分骨されることを望んでいたのですが、息子が新興宗教に入信しており、その宗教儀式に基づいた方法で葬儀が行われてしまったのです。葬儀場で親族間のいさかいが生じ、なんとも悲しいお別れの会になってしまったということでした。

● 死と共に歩む

誰もが死と共に歩んでいるという当たり前のことを知ると、死の準備がしやすくなるのではないでしょうか。

● 死についての言葉を学ぶ

人間は自分の死についてあらかじめ練習することができません。他者の死を経験することでしか知ることができないのです。人間がこの世に生まれて以来、生と死は繰り返されてきました。死のプロセスを間近で見ることが困難となった今、古の時代からの死について記された書物や先人たちの言葉を学ぶことで、死について今一度考えるよい機会になるのではないかと思います。

● 釈尊とキサーゴータミーとの対話から

あるところにキサーゴータミーという若い母親がいた。急病で息子を亡くすが、彼女は死を受け入れられない。泣きながら町中を駆け回り、「この子を助けて！」と懇願するが、誰もが無理だという。

釈尊のところに行ってお願いすると、「芥子の種をもらってきたら、この子の命を助けてあげよう。ただし、一度の死人を出したことがない家からですよ」と言われた。喜んで探しに行くが、どこの家でも誰かが亡くなっている。茫然とするキサーゴータミーであったが、やがて「誰もが死ぬ」という大切なことに気付き、息子の死を受け入れていく。

● 蓮如『御文』、白骨の章から

人の世の定めなき有様をよく考えてみれば、本当にはかないものは、生まれてやがて死んでいく幻のような人の一生である。未だに一万年の寿命を受けたということを聞い

たことがない。

　一生はすぐに過ぎてしまう。今でも百年間体を保つことはできない。死を迎えるのは私が先か、他の人か、今日とも明日とも知れず、遅れる人も先に逝く人も、たとえ寿命に差があったとしても、草のしずく、葉先の露のように、人はいずれはかなく死んでいくものなのである。

　したがって、私たちは朝には血色が良い顔をしていても、夕方には白骨になってしまう身である。無常の風が吹けば二つの目はたちまち閉じてしまい、最期の一息が絶えれば顔から赤みが失せて桃やすももの花のような美しさもなくしてしまうが、そのときになって親族が集まって嘆き悲しんでも、もはや何の甲斐もない。そのままにもしておけないので、仕方なく野外に送って夜半に荼毘(だび)に付すと、煙となってしまってただ白骨が残るのみです。なんと悲しいことでしょう。

●『法然上人行状絵図』第二十三巻より

　人が死ぬときのことなどは、日頃考えている通りにはならない。突然往来で倒れて死ぬこともあるし、トイレで用を足しているときに死んでしまうこともある。これまでの行いが原因で刀で斬られて亡くなることもあれば、火事や水に溺れて命を落とす人もたくさんいる。

● 人は立派に死んでいく力を持っている

　たくさんの患者の看取りに立ち会うと、死や死後に関する何らかの信仰を持たなくても、人は立派に死んでいく力を持っていると感じます。それでも、前もって死や死後のことについて話し合っておくことは重要です。死がそう遠くない先に来ることを知っていれば、より納得のいく医療

の決定ができ、残りの時間を自分らしく生きることができるように思います。

　しかし、本人に無理に死を受け入れさせようとするのは間違いです。看取る人たちは、あくまでも一人ひとりが自分の生き方、死に方、死後のことを模索できるように支援すべきです。多くの人は、やり残したこと、過去の過ちや裏切りなどに対する自責の念・罪悪感、残していく人たちへの申し訳なさや心配など、さまざまな理由によってこの世を諦められないまま死を迎えます。

　浄土宗では、「三種の愛心」とは臨終のときに起こるとされる執着心のことで、境界愛（家族や財産に対する愛着）、自体愛（生きていたい、自己存在に対する執着）、当生愛（死後の心配）を言い、これは正しい行いができる知識人だけでは救えないので、阿弥陀仏の力が必要であると説いています。

● **日本最古のターミナルケア書『看病用心抄』**
　『看病用心抄（かんびょうようじんしょう）』は、源信僧都の『往生要集（おうじょうようしゅう）』、善導大師の『臨終正念訣（りんじゅうしょうねんけつ）』等をもとに良忠上人が鎌倉時代に著したと言われる「看病の心得」です。日本における最古のターミナルケア書とも言われています。その内容をかいつまんでご紹介しましょう。

　まず、介護者は病人に対して子へ慈しみの心を注ぐべきであり、病人の思いに寄り添い病床についてから亡くなるまで常に心を配ること。病人が寝ながらでも拝める位置に仏像を安置し、仏様と病人の手を五色の幡（はた）で結び、病人に仏様と結ばれている実感を与えること。香を焚き、花を飾って、病人が落ちつくような部屋の雰囲気をつくること。
　看病人は病人から目を離してはならない。交代してもよ

いが、病人の息が聞こえるくらいの場所で休むこと。介護には三人ほどの介護者が必要。一人は病人の枕元にいて鐘を鳴らして念仏を勧め、もう一人は病人の様子を注意深く見守り、もう一人は、病床の傍らにいてさまざまな用事を伝達する役目を果たす。重病になれば、介護者を四、五人に増やす。

延命ではなく病気による苦痛を除くだけの治療を行い、祈祷などはしてはならない。排泄は自分でするようにと無理強いせず、病人に楽な姿勢で行わせる。おむつを当てる場合にはいつも取り替えて臭いを出さないようにし、病床をいつも清潔にする。病人の息が絶えてしまったあとも騒がしくせず、死の瞬間を大切にすること。

現代でも十分通用する看取りマニュアルではないでしょうか。

● 自分なりの死生観を持つ

日本人は無宗教であるとよく言われます。しかし、これは特定の宗教の信者であるか否かということであって、宗教心が全くないということではなさそうです。なぜなら、初詣で神社仏閣を巡り１年間の無事を祈り、道端のお地蔵さんに手を合わせ、結婚のときには教会で愛を誓い、葬儀は家の宗教により執り行うなど、いろいろな宗教の儀式を生活に取り入れているからです。また、亡くなった先祖たちによって見守られていると考えている人も少なくありません。

死が近づいてからではなく、普段から「いえ」の宗教や、その教えについて考えてみることが、一つの死の準備といえるかもしれません。

看取りの現場にいる人は、病人がどんどん弱っていく姿を傍らで見る苦しみ、いずれ旅立ってしまうことの寂しさや悲しみを抱えています。チームで看取りに関わることで、介護者同士のケアも可能となり、介護者が心の安寧を得られると、患者が安心して最期までケアを任せられるのではないでしょうか。

　最近では臨床宗教師や臨床スピリチュアルケア師がチームの一員として活動していますから、死や葬儀のこと、死後のこと、自己の存在価値などに関わる悩みをお持ちの方がおられたら相談してみるのもよいと思います。また、介護者自身が自分なりの死生観を持っていると、死に向き合う人との対話から逃げ出さずにしっかり向き合えるかもしれません。

　むやみに宗教を否定したり拒否するのではなく、どう生きどう死ぬかという人間の重大なテーマにぶつかったとき、宗教者・宗教学者に相談してみることも良いのではないでしょうか。なぜなら、宗教と医療は決して相反するものではないからです。

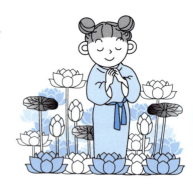

付 録

付録1 相談シート

付録2 緩和ケアでよく使用される薬

付録3 亡くなったあとの手続き

付録1 相談シート

フリガナ		生年月日
名前		年　月　日 （　　　歳）
住所	〒　　－ ☎	
緊急連絡先	名前： ☎ メール等：	

☐ 窓口に相談に見えた方はどなたですか？
　　本人・家族（　　　　　　　　　）・その他（　　　　　　　　　）

☐ どのような病気で病院にかかられていますか？
　　（おもな病名：　　　　　　　　　　　　　　　　　　　　）
　　（通院中・入院中：　　月　　日〜　　　　　　　　　　　）

☐ かかりつけの病院はどこですか？
　　（　　　　　　病院・　　　　　　医師）

- [ ] 病気についてどのように説明を受けていますか?

- [ ] 介護保険は申請していますか?
   (申請していない・申請している)

   → している場合
      申請中・認定あり(要介護・要支援   )
      担当ケアマネジャー(   )

- [ ] 使われているサービスや支援があれば教えてください。

- [ ] 自宅環境について教えてください。
   (持ち家:戸建・集合住宅/賃貸:戸建・集合住宅)
   在宅で介護するにあたり、自宅環境で心配なことはありますか?
   (例;団地の5階でエレベーターがない、介護用のベッドを置くスペースがない、バリアフリーでない)

- [ ] これまでにかかった病気や飲んでいる薬はありますか?
   (例:50代から高血圧にて内服している/70代脳梗塞 右麻痺あり)

付録

- [ ] おもに介護に当たられる方は誰ですか？
    - いる→（どなたが：　　　　　　　　　　　　　　　　）
      （介護に専念できる・介護に専念はできない　　　　　）
    - いない

- [ ] ご本人の今後のことについて、一緒に判断したり、相談できる方は誰ですか？
    ※必ずしも家族でなくても大丈夫です。

- [ ] ご家族について教えてください
    - 同居（　　　　　　　　）／別居（　　　　　　　　）

    - ご家族のことで心配ごとがあれば教えてください。
    （例：仕事で介護に充てられる時間がない、同居の娘は病気で通院中、もう一人介護が必要な家族がいる、相談できる家族がいない）

- [ ] 在宅介護にあたり、費用などの心配はありますか？

- [ ] 医療的な管理がありますか？
    胃ろう・酸素・吸引・ストーマ・注射や点滴・その他（　　　　　　　　）

- [ ] 生活の中で困ったり、手伝いが必要な場面があれば教えてください。
   (例：トイレが間に合わない、お風呂に入れない、食事が摂れなくなっているなど)

- [ ] これからについて
   ※今心配なこと、今後の療養先の希望など、担当者に知って置いてもらいたいことがあれば書いてください。

付録2 緩和ケアでよく使用される薬

 がんの終末期では、病状の進行に伴い、いろいろな症状が出てきます。そのほとんどは、ケアや薬剤でコントロールします。おもな症状と薬についてまとめます。

[1] 痛いとき

● 鎮痛薬（痛み止め）

 痛みは最もよく出る症状です。我慢してしまうと脳に記憶され、難治性（治りにくい）の痛みに変わります。痛みにはいろいろな原因があり、それらが重なり合っていることが多く、複数の薬を併用して痛みをしっかり取ります。

● 麻薬性鎮痛薬（医療用麻薬・オピオイド　痛み止め）

 「麻薬」と聞くとびっくりするかもしれませんが、痛みがある場合に使用すれば安全でとても強い効果が期待できます。医師の指示に従って使用すれば、使っているうちに効かなくなったり、廃人になったりすることはありません。寿命を縮めることもなく、逆に、痛みをとることで寿命を延ばすとの報告もされています。

 副作用は、便秘、嘔気、眠気などでが、あらかじめ対応しておけば、安心して使用できます。

 なお、麻薬は法律的に規制されています。薬が余ったときや海外旅行に行く場合などは薬剤師に相談してください。

● 解熱鎮痛薬

 痛みや熱、炎症を抑える薬で、使用上限が決められています。決められた量以上に使用しても副作用だけ増えてしまいます。局所的に効果がある貼り薬でも、体内への吸収

がよく内服薬と併用できないものもあり、注意が必要です。

麻薬性鎮痛薬

一般名	商品名
モルヒネ	MSコンチン錠、パシーフカプセル、オプソ内服液、モルヒネ注、アンペック坐剤
オキシコドン	オキシコンチンTR錠、オキノーム散、オキファスト注
フェンタニル	フェントステープ、ワンデュロパッチ、アブストラル舌下錠、イーフェンバッカル錠、フェンタニル注
ヒドロモルフォン	ナルサス錠、ナルラピド錠、ナルベイン注
タペンタドール	タペンタ錠
メサドン	メサペイン錠
コデイン	コデインリン酸塩錠
トラマドール※	トラマールOD錠、トラムセット配合錠、ワントラム錠
ケタミン	ケタラール注

※トラマドールは医療用麻薬からは外れます。

解熱鎮痛薬

一般名	商品名
アセトアミノフェン	カロナール錠、カロナール坐剤、アセリオ注
セレコキシブ	セレコックス錠
ジクロフェナク	ボルタレン錠、ボルタレンSRカプセル、ボルタレン坐剤
エトドラク	ハイペン錠
フルルビプロフェン	ロピオン注
ロキソプロフェン	ロキソニン錠
メロキシカム	モービック錠
ナプロキセン	ナイキサン錠

● 鎮痛補助薬

　ビリビリしびれるような痛みや電気が走るような痛みなど、神経からの痛みに対しては、医療用麻薬や解熱鎮痛薬ではあまり効果がありません。神経の障害からの痛みに効く薬は、眠くなるものが多いのも特徴です。

鎮痛補助薬

一般名	商品名
プレガバリン	リリカ OD 錠
デュロキセチン	サインバルタ
アミトリプチリン	トリプタノール錠
バルプロ酸	デパケン錠・シロップ
メキシレチン	メキシチールカプセル
カルバマゼピン	テグレトール錠
リドカイン	キシロカイン注
ベタメタゾン	リンデロン錠
デキサメタゾン	デカドロン錠
ミロガバリン	タリージェ錠

[2] 嘔気、嘔吐

　嘔気、嘔吐は病状の進行や脱水、腸閉塞、便秘などから起こったり、薬の副作用から起こります。嘔気は、医療用麻薬の副作用で出ることもありますが、2週間程度で収まることがほとんどです。

　はきけ止めは、あくまで対処療法です。原因を早く見つけて取り除くことが重要です。

はきけ止め

一般名	おもな商品名
プロクロルペラジン	ノバミン錠
ドンペリドン	ナウゼリン錠・坐剤
メトクロプラミド	プリンペラン錠
ジフェンヒドラミン等	トラベルミン配合錠
オランザピン	ジプレキサ錠

[3] 便秘、下痢

　便秘は病状の進行や食事量の影響のほかに、医療用麻薬の副作用で起こります。医療用麻薬を使用する場合は、便

秘薬の使用を考慮します。肺がんや慢性閉塞性肺疾患など肺に疾患がある場合は、いきむことが難しいため、柔らかい便にして便秘を予防します。

便秘薬

一般名	おもな商品名
ルビプロストン	アミティーザカプセル
エオビキシバット	グーフィス錠
グリセリン	グリセリン浣腸
漢方薬	潤腸湯、麻子仁丸、大建中湯、大黄甘草湯
炭酸水素 Na 等	新レシカルボン坐剤
ナルデメジン	スインプロイク錠
ラクツロース	モニラックシロップ
センノシド	プルゼニド錠
クエン酸マグネシウム	マグコロール
酸化マグネシウム	マグミット錠
水酸化マグネシウム	ミルマグ
マクロゴール	モビコール内用配合剤
ピコスルファート Na 液	ラキソベロン液
ラクツロース	ラグノス NF ゼリー
リナクロチド	リンゼス錠

感染性の下痢の場合、下痢止めは使用しません。放射線治療や抗がん剤の副作用の場合は、下痢止めを使用します。

下痢止め

一般名	おもな商品名
ロペラミド	ロペミンカプセル

付録3　亡くなったあとの手続き

　人が亡くなると、たくさんの事務手続きが必要になります。大切な人を失った悲しみや寂しさ、喪失感を抱えながらも、遺族は書きなれない書類に必要事項を記入し、指定部署に期限内に提出しなければならないのです。

死後速やかに行わねばならない手続き・届出

書類・手続き	手続き期限	
死亡診断書もしくは死体検案書の受け取り	すみやかに	
死亡届	7日以内	
火葬許可申請書	死亡届の提出と同時	
葬儀・納骨の準備		
年金受給停止手続き	すみやかに 年金の受給停止手続きは10日以内	
世帯主変更届	14日以内	
健康保険証の返却・資格喪失届	14日以内 （国民健康保険の場合）	

提出先・返却先	備考
死亡を確認した医師に交付してもらう かかっていた病気以外の死因の場合は監察医	以降の手続きに必要なことがあるので　コピーを何枚かとっておくとよい
故人の死亡地、本籍地などの市区町村役場窓口	死亡診断書・死体検案書と印鑑が必要
死亡届を提出する市区町村役場窓口	火葬は死後24時間を経過したあとでなければならない
葬儀社との打ち合わせ	安置場所、安置場所までの搬送の手配、斎場、葬儀、告別式の内容などを打ち合わせる。宗教・宗派の確認
最寄りの年金事務所	年金の受給停止、未支給の年金受給手続き 遺族が受給できる年金や一時金の確認と受給請求手続き
故人が住んでいた市区町村役場の窓口	届出書は窓口で入手。本人を確認できるもの、印鑑など
故人が住んでいた市区町村役場の窓口	資格喪失届は窓口で入手。死亡を証明する戸籍謄本など世帯主の印鑑、本人を確認できるものが必要。葬祭費などの請求を併せて行うとよい

付録

落ち着いてから行う手続き・届出

内容	手続き	手続き先	備考
電気・ガス・水道	変更・解約	各社	亡くなった方の口座は使用できなくなるため、口座振替利用の場合は支払い方法を変更する必要がある
NTTの固定電話	相続	NTT	電話加入権の相続には相続権がかかる
携帯電話、インターネット	変更・解約	各社	死亡の事実を確認できる書類を窓口に持参すれば解約可能。解約日までの料金を請求されることが多いため早めに解約するほうがよい
運転免許証パスポート	返納	警察署パスポートセンター	紛失して第3者に悪用されないように早めに返却するほうがよい
クレジットカード	解約	各社	手続き方法は各社で異なるため、電話で問い合わせる必要がある
故人の所得税の準確定申告	所得税の申告と納税	税務署	相続の開始があったことを知った日の翌日から4か月以内
葬祭費	請求申請	故人が住んでいた市区町村役場の窓口	葬儀を行った日から2年で時効となる

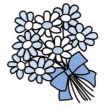

あとがき

　本書を手に取っていただき、ありがとうございます。訪問診療に同行し始めた頃、在宅療養を支える人たちから「緩和ケアって何ですか」「がんの末期の人にどのように関わればいいのかわからない」「看取ることが怖い」といった声が寄せられました。このような声は当然のことだと思うのと同時に、真剣に関わっているからこそ挙げられた声だと思います。この本が、少しでも支える人たちの力となり、癒しとなり、明日からのケアに意味を見出すことができるようになればいいなと願いを込めて書きました。（森谷）

　保険薬局の薬剤師は在宅医療に積極的に参加するようになりましたが、病院の薬剤師が在宅に出るイメージはあまりないかと思います。今回このような機会を頂き、在宅医療はチーム医療が必須であることをさらに実感しました。病院薬剤師も含め薬剤師同士の連携をしっかりすることも、そのチーム医療がよりよく潤滑すると思います。また、薬剤師は在宅に関わり出してからまだ日が浅く、どのように在宅医療を進めたらよいかわからない人も多いので、是非、まわりの薬剤師に声をかけて在宅チームに誘ってください。必ずお役にたちます！（宮澤）

　療養や介護が必要となったとき、いつもの生活が大きく変わります。一人ひとりの生活の中に、さまざまな家族のかたち、価値観、人生観などがあることを、医療ソーシャルワーカーとして関わる中で、沢山教えていただきました。

不安なこと、困りごとも、それぞれ違います。医療の現場も年々変化し、時に医療者との対話が難しく感じることもあるかもしれません。療養や介護に不安を感じたとき、手に取ったこの1冊が、一人ひとりの支えにつながることを願っています。(松本)

　訪問看護師である私は、利用者のご自宅で、さまざまな生活の知恵をいただきながら共にケアを考え、そして一人ひとりの想いに触れ、時に自身の不甲斐なさに凹む、そんな日々を送っています。出会った方々は、大切なことを惜しみなく教えてくださり、そして、「必要な人に伝えてほしい」と言っていただきました。この本に書くことで、今まで出会った方々の経験が、より多くの方に届くことを嬉しく思います。そして、今回の執筆を通して、「人を信頼して、仲間になる勇気」を得たと感じます。読者の皆様とも、この本を通じて仲間になれることを願っています。(齊田)

　医師から病気の宣告を受けて混乱しない人は誰もいないと思います。そんなときにある程度の情報を知っておくことで、そのときの混乱が少なくなり、支援者からの話を整理することができると思います。本書を読むことで、病気になったときや介護をしなくてはならなくなったときに、何をしていけばよいかを考えるきっかけになればと思います。(石原)

　病院勤務の看護師として、"人生の締めくくり"に向かう人とそのご家族（あるいはご家族のように重要な方々）の支援に携わることが多くあります。刻々と変化する病状の中にありながら、同時に"人生の締めくくり"について

考えるということは、どんなに大変なことだろうといつも感じています。そのような状況にある人々にとっての病院側の応援団としてお役に立てたらと思います。今回は、これまで支援させていただいた方々に対して、尊敬と感謝の念を込めて執筆させていただきました。(唐橋)

　私が緩和ケアをまだよく知らなかった頃、肺がんのため何種類目かの抗がん剤を服用していた母が、「副作用が辛い。どうせ治らないんだからもう薬をやめたい」と言ったとき、私はただ励ますばかりでした。薬剤師として、家族として、母の気持ちに「寄り添う」ことには全く思いが及ばず、母のさまざまな体や心の辛さに戸惑い、先のことは考えたくない自分がいました。この本には、あのときに知りたかったことの全てが書かれており、大切な人を看取るときの大きな支えになると思います。僭越ながら私を含む著者の方々の、まだ見ぬ読者に寄り添う温かい心が、この本を読んでくださった方々の心に届き、癒しとなりますように。(土屋)

　救命救急現場では、どれだけ努力しても医療には限界があること、そして誰もが立派に死んでいく力を持っていることを学びました。しかし、どこでどのように生きて最期を迎えるかということについて、当人たちから語られることはほとんどありませんでした。治療のやめどきや緩和ケア、在宅医療、社会的サポートについての情報は未だ不十分です。
　「自分らしい生き方・死に方」を見つめつつ、「今を生きること」を地域で支援することが重要と考え、藤沢市内で活動する仲間が集まって何度も話し合い本書が誕生しまし

た。

　Team SHIPとは、著者の宮澤さんによって提案された「湘南ホームケア『生きる』プロジェクト」の略です。いかなるときも、旅立つあなた、看取るあなた、そして支援するあなたの応援団でありたい、それが私たちの願いです。
（奥野）

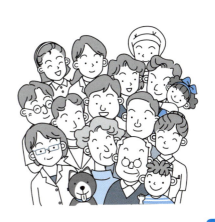

索　引

英数字

- ACP ……………………………… 78
- DNAR …………………………… 14
- NRS ……………………………… 175

あ行

- アドバンス・ケア・
  プランニング ………………… 78
- 息苦しい ………………………… 184
- 意向チェックシート …………… 82
- 医師の説明 ……………………… 32
- 意思を伝える …………………… 204
- 遺族年金 ………………………… 125
- 痛み ……………………………… 172
- 痛み止め ………………… 128, 256
- 痛みのスケール ………………… 174
- 痛みの分類 ……………………… 174
- 一時外泊 ………………………… 112
- 一般病棟 ………………………… 74
- 一包化 …………………………… 134
- 医療費 …………………………… 119
- 医療費控除 ……………………… 123
- 医療福祉相談室 ………………… 50
- 医療保険 ………………………… 123
- 医療保険サービス ……………… 104
- 医療保険の費用負担 …………… 104
- 医療用麻薬 ……………… 128, 256
- 陰部洗浄 ………………………… 169
- 嚥下機能 ………………………… 162
- エンゼルケア …………………… 230
- 延命処置 ………………………… 213
- 延命治療 ………………………… 46
- 嘔気 ……………………………… 181
- 嘔吐 ……………………………… 181
- 嘔吐物 …………………………… 182
- お薬カレンダー ………………… 135
- オピオイド ……………… 128, 256
- オブラート ……………………… 139

か行

- 介護医療院 ………………… 67, 69
- 介護休暇 ………………………… 116
- 介護休業 ………………………… 116
- 介護休業給付金 ………………… 124
- 介護付き有料老人ホーム ……… 69
- 介護度 …………………………… 99
- 介護不全 ………………………… 88
- 介護保険 ………………………… 98
- 介護保険サービス ………… 98, 102
- 介護保険の利用者負担 ………… 101
- 介護用ベッド …………………… 156
- 介護療養型医療施設 …………… 68
- 介護老人保健施設 ……………… 68
- 外用薬 …………………………… 131
- かかりつけ医 …………………… 103
- かかりつけ薬局 ………………… 142
- 家族の意向 …………… 93, 114, 194
- 家族の負担 ……………………… 88
- 簡易懸濁法 ……………………… 133
- がん相談支援センター ………… 51
- 漢方薬 …………………………… 139
- 緩和ケア ………………………… 24
- 緩和ケアチーム ………………… 27
- 緩和ケア病棟 ……………… 26, 72
- キーパーソン …………………… 57
- 希死念慮 ………………………… 200
- 吸引器 …………………………… 111
- 救急隊 …………………………… 213
- 吸入薬 …………………………… 133
- 急変 ……………………………… 193
- 共感疲労 ………………………… 239
- 協力者 …………………………… 56
- 居宅介護支援事業所 …………… 52
- 薬　うまく飲めない …………… 138
  - 血中濃度 …………………… 132
  - 時間通りに飲めない ……… 136
  - 自己中断 …………………… 146
  - 飲み合わせ ………………… 141
  - 飲み方 ……………………… 137
  - 飲みにくい ………………… 138
  - 飲み忘れ …………………… 134
  - 優先順位 …………………… 137
- 区分支給限度基準額 …………… 99
- 暮らしの相談室 ………………… 53
- グリーフケア …………… 231, 239
- グループホーム ………………… 70

ケアする人のケア	195
ケアマネジャー	52
警察	214
解熱鎮痛薬	130, 256
下痢止め	259
限界家族	90
健康寿命	76
高額介護サービス費	121
高額介護合算療養費	121
高額療養費	119
口腔ケア	161
口腔ケア用品	161
呼吸困難	184
孤独死	220

さ行

サービス担当者会議	115
サービス付き高齢者向け住宅	70
在宅ホスピス	67
在宅療養時のチェック事項	90
坐薬	143
死後のこと	211
死後の手続き	260
姿勢	157, 163
死生観	198, 249
施設療養	66
自宅環境の整備	108
自宅療養	62
自宅療養の費用	63
市町村の福祉サービス	107
指定難病	106, 122
死についての言葉	246
自分の意思を伝えられなくなったら	82
死へのプロセス	222
社会的苦痛	21
終活	242
住居型有料老人ホーム	69
住宅改修	112
重度心身障害者医療費助成	122
収入を支える制度	124
終末期	15
終末期までの経過	18
手浴	170
障害者自立支援	106
障害者手帳	112
障害年金	124
障害福祉サービス	106
症状の変化	87
傷病手当	124
身体障害者手帳	125
身体的苦痛	21
睡眠薬	130
スピリチュアルな苦痛	21
生活福祉資金貸付制度	125
生活保護	125, 215
清拭	168
精神的苦痛	21
成年後見制度	218
生命保険	125
セカンドオピニオン	31
舌下錠	132
全人的苦痛	21
洗髪	169
せん妄	130, 227
相談シート	252
相談 準備	54
ポイント	58
相談窓口	50
足浴	170

た行

退院支援	50
退院前カンファレンス	115
食べられない	160
食べること	160
食べるときの姿勢	163
担当看護師	50
地域包括支援センター	52
地域連携室	50
治療のやめどき	40
鎮痛剤	256
鎮痛補助薬	257
つらさのスケール	199
摘便	189
転倒のリスク	154
トイレ	164
特定疾患医療費給付	122
特別養護老人ホーム	68

床ずれ防止	111
頓服薬	145

な行

内服薬	131
亡くなったあとの手続き	260
日常生活自立支援事業	219
入浴	167
熱	179
寝間着	158

は行

排泄	164
廃用症候群	22, 155
はきけ	181
はきけ止め	258
バッカル錠	132
発熱	179
貼り薬	144
判断能力	204
悲嘆ケア	231
ひとり親家庭の医療費助成	122
病院で確認したいこと	36
病院で療養	71
フェイススケール	175
福祉用具	109、158
福祉用具購入の注意	111
福祉用具レンタルの注意	110
服薬ゼリー	138
浮腫	190
フットケア	170
風呂	167
平均寿命	76
ベース薬	128
ベッドの位置	156
便秘	187
便秘薬	259
膀胱留置カテーテル	166
訪問看護	105
訪問歯科	106
訪問診療	104
訪問マッサージ	106
訪問薬剤管理	105
訪問リハビリ	105
ポータブルトイレ	166

ホスピス病棟	26
本人に病気を伝えない	115
本人の意向	82, 93, 114, 194

ま行

麻薬性鎮痛薬	128, 256
看取りの可能な施設	68
身元引き受け	215
身寄りのない方	215
民間のサービス	107
無縁死	220
むくみ	190

や行

薬物相互作用	141
よろず相談	50

ら行

楽な姿勢	157
良肢位	157
利用者負担	101
療養生活の相談	50
療養場所	60
療養病棟	72
レスキュー薬	128
レスパイト入院	26

わ行

悪い知らせ	32

著者紹介

■奥野 滋子（おくの しげこ）
看取り難民ゼロを目指し地域医療に従事。日本麻酔科学会専門医、日本ペインクリニック学会専門医。医学博士、人間科学修士。

■森谷 記代子（もりや きよこ）
看護学修士。がん看護専門看護師。最期までその人らしく生きることを支援し、遺された人の悲嘆に寄り添っている。

■宮澤 正幸（みやざわ まさゆき）
薬剤師、認定心理士。緩和薬物療法認定薬剤師。緩和ケア病棟や在宅業務にも介入。

■松本 万紀子（まつもと まきこ）
認定医療社会福祉士。急性期から慢性期、在宅医療などの分野で医療ソーシャルワーカーとして相談援助に従事。

■齊田 良恵（さいた よしえ）
看護師、認定心理士。訪問看護認定看護師。訪問看護ステーション所長。一人ひとりの生き方に添ったケアの提供に努める。

■石原 晴生（いしはら はるお）
主任介護支援専門員、介護福祉士。病院併設の居宅介護支援事業所にて勤務し、ケアマネジメントを行う。

■唐橋 美香（からはし みか）
日本看護協会認定がん看護専門看護師。病院では認定がん専門相談員としてがん相談を行う。

■土屋 恵（つちや めぐみ）
製薬メーカーにて鎮痛薬などの研究開発に従事後、地域貢献を目指し薬局開設。薬剤師、薬学博士、日本緩和医療薬学会会員。

- 表紙デザイン …………………… 釣巻デザイン室
- 表紙イラスト …………………… 加藤マカロン
- 本文デザイン／レイアウト … 田中 望
- 本文イラスト …………………… 安藤しげみ

【ポケット介護】
[みんなで支える]
終末期のケア

2019年 11月23日　初版　第1刷発行
2024年　5月22日　初版　第2刷発行

編　者　奥野滋子、森谷記代子
著　者　Team SHIP
発行者　片岡　巌
発行所　株式会社 技術評論社
　　　　東京都新宿区市谷左内町21-13
　　　　電話　03-3513-6150　販売促進部
　　　　　　　03-3513-6166　書籍編集部
印刷／製本　日経印刷株式会社

定価は表紙に表示してあります。

本書の一部または全部を著作権法の定める範囲を越え、無断で複写、複製、転載、あるいはファイルに落とすことを禁じます。

©2019 奥野滋子、森谷記代子／Team SHIP

造本には細心の注意を払っておりますが、万一、乱丁（ページの乱れ）や落丁（ページの抜け）がございましたら、小社販売促進部までお送りください。送料小社負担にてお取り替えいたします。

本書の内容に関するご質問はFAXまたは書面にてお送りください。弊社ホームページからメールでお問い合わせいただくこともできます。

【書面の宛先】
〒162-0846
東京都新宿区市谷左内町21-13
株式会社技術評論社　書籍編集部
『【ポケット介護】[みんなで支える]
　終末期のケア』係

【FAX】03-3513-6183
【URL】https://gihyo.jp/book

ISBN978-4-297-11009-3　C2047
Printed in Japan